パーキンソン病における
下部尿路機能障害診療ガイドライン

●編集●

日本排尿機能学会
パーキンソン病における下部尿路機能障害診療ガイドライン作成委員会

中外医学社

Clinical guideline for the treatment of lower urinary tract dysfunction in Parkinson's disease

Committee Members:
Ryuji Sakakibara, Tomonori Yamanishi, Isao Araki, Tomoyuki Uchiyama, Takeya Kitta, Noritoshi Sekido, Tatsuya Yamamoto, Osamu Yokoyama, Masayuki Takeda, Momokazu Gotoh, Yukio Homma, Naoki Yoshimura, Miho Murata

©2017 The Japanese Continence Society
All rights reserved. No part of this publication may be reproduced, stored in a retrieval system, or transmitted in any form or by any means, electronic, mechanical, photocopying, recording or otherwise, without the prior permission of the copyright holder.

The Japanese Continence Society (JCS)
Department of Urology, Nagoya University Graduate School of Medicine
65 Tsurumai-cho, Showa-ku, Nagoya 466-8550 Japan
Tel: +81-52-744-2986 Fax: +81-52-744-2319 http://www.lust.gr.jp/

Publisher: CHUGAI-IGAKUSHA.
62 Yarai-cho, Shinjyuku-ku, Tokyo 162-0805 Japan
Tel: +81-3-3268-2701 Fax: +81-3-3268-2722 http://www.chugaiigaku.jp/

ISBN978-4-498-06428-7

巻頭言

　パーキンソン病（Parkinson's disease: PD）は，安静時振戦，筋固縮，無動などをきたす代表的な神経変性疾患（神経難病）で，中脳黒質のドパミン神経などが減少することで起こる病気です．その診断は，ベッドサイドの診察が基本ですが，近年，脳 dopamine transporter（DAT）single photon emission computed tomography（SPECT），心筋^{131}I-metaiodobenzylguanidine（MIBG）シンチグラフィーにより，高い精度で比較的容易に，診断が行えるようになってきました．治療は，L-ドパ・ドパミンアゴニストなどの薬物療法が主体ですが，近年，深部脳刺激療法も広く行われ，運動機能の改善が得られるようになってきました．

　PD では，泌尿器科医・消化器科医の間で広く知られておりますように，過活動膀胱・便秘をはじめとする多彩な「非運動症状」がみられます．このうち，下部尿路機能障害（神経因性膀胱）については，近年の下部尿路の生理学・薬理学の進歩により，かなりのことが明らかにされていますが，中枢の影響については，なお不明の点もみられます．ウロダイナミクスを行いますと，PD 患者さんの下部尿路機能障害（神経因性膀胱）は，排尿筋過活動（detrusor overactivity: DO）が多く，残尿が少ないことから，典型的な中枢性の神経因性膀胱をきたすことが明らかにされてきています．その他，PD の蓄尿期の異常として，DO を伴わない膀胱知覚過敏，排尿期の異常として，残尿は少ないものの，軽度の排尿筋低活動が，一部の患者さんにみられます．さらに，合併疾患として，前立腺肥大症，腹圧性尿失禁，（夜間）多尿を伴うことも少なくありません．これらの中で，PD 患者さんの DO は，過活動膀胱（overactive bladder: OAB）症状をきたします．一方，PD 患者さんの下部尿路機能障害の治療に際して，どのような点に気をつけて行うべきなのか，どのような効果が予想されるのか，これまで，十分にまとまった参考資料がほとんどなく，治療の選択などで難渋する場合が少なくなかったように思われます．これらの点について，実際に PD 患者さんの下部尿路障害の治療にあたっておられる，泌尿器科医・神経内科医・広く一般内科医の先生方から，身近で使えるガイドラインの必要性が聞かれておりました．

　この問題に対処すべく，今回，日本排尿機能学会において，パーキンソン病における下部尿路機能障害診療ガイドライン作成委員会を中心に，「パーキンソン病における下部尿路機能障害診療ガイドライン」を作成いたしました．PD の下部尿路機能障害は，病態面では，中枢性の神経因性膀胱の中で，最も研究が進んでいる領域と思われますが，なお不明な点が少なからずみられます．治療面では，多数例無作為二重盲検による介入研究が，残念ながらまだほとんど行われておりません．これらのため，従来のガイドラインと異なり，本ガイドラインは，推奨グレードが若干低くなり，大多数がエビデンスレベル 3 の論文となることが予想されました．しかし，本ガイドラインは，下部尿路機能障害で悩んでおられる PD 患者さんの治療を，科学的かつ実際的に行う最初のステップになるものと考え，あえて作成に取り組むことと致しました．

　本ガイドラインでは，はじめに「パーキンソン病における下部尿路機能障害の診療アルゴリズム」を掲載致しました．

アルゴリズム1は神経内科医・一般医家に，アルゴリズム2は泌尿器科医に向けたものです．

続く第1部の「Clinical Questions」は，神経内科医・泌尿器科医・および広く臨床家の先生方に有用な情報をわかりやすい形で提供すべく，編集致しました．作成にあたり，ワーキンググループの先生方に，わかりやすく，実際的で，なおかつ科学的な記載を心がけて頂きました．

続いて，第2部の「下部尿路機能障害に関わるパーキンソン病の概論」は，診療アルゴリズムおよび第1部の理解を深めるために，PDの下部尿路機能障害に関する総論的な事項をまとめたものです．

この「パーキンソン病における下部尿路機能障害診療ガイドライン」が，広く参照され，臨床の場で役立ち，下部尿路機能障害で苦しんでおられるPD患者さんの助けになることを祈念しております．

2017年吉日

日本排尿機能学会
パーキンソン病における下部尿路機能障害診療ガイドライン作成委員会

パーキンソン病における下部尿路機能障害診療ガイドライン

作成委員

■ **委員長**
榊原 隆次　東邦大学医療センター佐倉病院内科学神経内科教授

■ **副委員長**
山西 友典　獨協医科大学排泄機能センター主任教授

■ **委員**（五十音順）
荒木 勇雄　滋賀県甲賀健康福祉事務所（甲賀保健所）所長
内山 智之　獨協医科大学排泄機能センター副センター長/准教授
橘田 岳也　北海道大学医学研究院腎泌尿器外科学教室
関戸 哲利　東邦大学医療センター大橋病院泌尿器科教授
山本 達也　千葉大学大学院医学研究院神経内科学

■ **監修**
横山 　修　福井大学医学部器官制御医学講座泌尿器科学教授
武田 正之　山梨大学大学院総合研究部泌尿器科学講座教授
後藤 百万　名古屋大学大学院医学系研究科泌尿器科学教授
本間 之夫　東京大学大学院医学系研究科泌尿器科学教授
吉村 直樹　ピッツバーグ大学医学部泌尿器科教授
村田 美穂　国立研究開発法人国立精神・神経医療研究センター病院長

目次

パーキンソン病における下部尿路機能障害の診療アルゴリズム
1. 神経内科医・一般医家用アルゴリズム ……………………………………………… vi
2. 泌尿器科医用アルゴリズム …………………………………………………………… x

序章
1. 「パーキンソン病における下部尿路機能障害診療ガイドライン」の定義と目的 ……… 1
2. 作成の経緯と主体 ……………………………………………………………………… 2
3. ガイドラインの種類と対象 …………………………………………………………… 2
4. 作成の原則 ……………………………………………………………………………… 2
5. 文献検索の方法 ………………………………………………………………………… 2
6. エビデンスのレベル …………………………………………………………………… 3
7. 推奨度（推奨グレード）について …………………………………………………… 4
8. 文献の記載方法 ………………………………………………………………………… 5
9. 改訂 ……………………………………………………………………………………… 5
10. 作成の資金源について ………………………………………………………………… 5
11. ガイドライン作成に参考となる書籍 ………………………………………………… 6
12. CQ の作成について …………………………………………………………………… 6
13. 文献データによるガイドライン作成の限界 ………………………………………… 7

第1部　Clinical Questions

CQ1: パーキンソン病の下部尿路機能障害の診療において，下部尿路症状質問票は推奨されるか. ……………………………………………………………………………… 10

CQ2: パーキンソン病の下部尿路機能障害の診療において，生活の質（QOL）の評価は推奨されるか. ………………………………………………………………………… 13

CQ3: パーキンソン病の下部尿路機能障害の診療において，排尿日誌（頻度・尿量記録）は推奨されるか. …………………………………………………………………… 15

CQ4: パーキンソン病の下部尿路機能障害の診療において，認知機能の評価は推奨されるか. …… 17

CQ5: パーキンソン病の下部尿路機能障害の診療において，残尿測定は推奨されるか. …………… 21

CQ6: パーキンソン病の下部尿路機能障害の診療において，尿流動態検査は推奨されるか. ……… 23

CQ7: パーキンソン病の運動障害に対する治療薬によって，下部尿路機能障害は改善するか. …… 25

CQ8: 過活動膀胱を合併したパーキンソン病に対し，末梢性抗コリン薬は推奨されるか. ………… 27

CQ9: 過活動膀胱を合併したパーキンソン病に対し，β_3アドレナリン受容体作動薬は推奨されるか. ……29

CQ10: 過活動膀胱を合併したパーキンソン病に対し，ボツリヌス毒素膀胱壁内注入療法は推奨されるか. ……31

CQ11: 前立腺肥大症を合併したパーキンソン病に対し，α_1アドレナリン受容体遮断薬は推奨されるか. ……33

CQ12: 前立腺肥大症を合併したパーキンソン病に対し，前立腺肥大症手術は推奨されるか. ……35

CQ13: 腹圧性尿失禁を合併したパーキンソン病に対し，尿失禁手術は推奨されるか. ……37

第2部　下部尿路機能障害に関わるパーキンソン病の概論

A. 下部尿路症状とは ……40
  はじめに ……40
  1. 蓄尿症状 ……40
  2. 排尿症状 ……42
  3. 排尿後症状 ……42
  4. 神経疾患での下部尿路症状問診における注意点 ……42

B. ウロダイナミクスとは ……47
  はじめに ……47
  1. 尿流測定 ……47
  2. 残尿測定 ……47
  3. 膀胱内圧測定 ……47
  4. 内圧尿流検査 ……48
  5. 外尿道・肛門括約筋筋電図検査 ……49
    1) 蓄尿中および排尿中の外括約筋筋電図 ……49
    2) 外括約筋の運動単位電位分析 ……49
  6. その他のウロダイナミクス ……50
    1) 尿道内圧測定 ……50
    2) ビデオウロダイナミクス ……50

C. パーキンソン病の診断 ……53
  はじめに ……53
  1. 診断基準 ……53
    1) Queen Square UK Brain Bank Criteria の基準 ……53
    2) 画像を含めた診断の試み ……54
    3) 国際パーキンソン病運動障害学会の臨床診断基準：実効的な要約/完全版 ……55
  2. 病期診断 ……57
  3. 鑑別診断 ……57

	4. 歴史・疫学	57
	5. 症候	60
	6. 病理・薬理	61
	7. 画像	62
	8. 遺伝子	64
	9. 運動症状・非運動症状の治療	65

D. パーキンソン病における下部尿路機能障害の基礎的検討 …… 68
はじめに …… 68
1. 下部尿路の神経機能 …… 69
　1) 下部尿路の末梢神経支配 …… 69
　2) 脳幹と排尿反射 …… 70
2. 大脳基底核と排尿反射 …… 71
　1) 黒質緻密部 …… 73
　2) 線条体 …… 73
　3) 視床下核（STN） …… 74
　4) 中脳水道周囲灰白質（PAG） …… 75
　5) 橋排尿中枢（PMC） …… 75
　6) 前頭前野 …… 76
3. パーキンソン病における高位排尿中枢ネットワーク …… 76

E. パーキンソン病における下部尿路機能障害の脳画像 …… 79
はじめに …… 79
1. 健常者の排尿反射に関与する脳賦活部位 …… 80
2. 特発性過活動膀胱（OAB）の機能的脳画像と前脳の排尿メカニズムの推定 …… 82
3. パーキンソン病患者の下部尿路障害のメカニズム …… 83
4. パーキンソン病患者における排尿筋過活動（DO）発現時の脳画像 …… 83
5. 視床下核深部脳刺激療法（STN-DBS）に伴う排尿症状の変化と機能的脳画像 …… 84

F. パーキンソン病における下部尿路機能障害の臨床: ウロダイナミクス検査を中心に …… 88
はじめに …… 88
1. 下部尿路症状 …… 88
　1) 頻度 …… 88
　2) 蓄尿症状, 排尿症状 …… 89
2. 下部尿路機能障害の頻度（ウロダイナミクス検査） …… 89
　1) 蓄尿機能障害 …… 89
　2) 排尿機能障害 …… 89

G. パーキンソン病における下部尿路機能障害に対する行動療法 ··· 92
1. 過活動膀胱（OAB）に対する行動療法 ··· 92
1) 生活指導 ··· 92
2) 計画療法（広義の膀胱訓練） ··· 92
3) 理学療法 ··· 93

H. パーキンソン病における下部尿路機能障害に対する薬物療法 ··· 95
はじめに ··· 95
1. パーキンソン病の運動障害治療薬と排尿機能〜ドパミン系薬剤の下部尿路への影響 ··· 95
2. 抗コリン（抗ムスカリン）薬による治療 ··· 96
1) オキシブチニン ··· 97
2) オキシブチニン皮膚貼付剤 ··· 98
3) プロピベリン ··· 99
4) トルテロジン ··· 99
5) ソリフェナシン ··· 99
6) イミダフェナシン ··· 99
7) フェソテロジン ··· 100
3. $β_3$アドレナリン受容体（AR）作動薬：ミラベグロン ··· 100
4. その他の薬剤 ··· 100
1) フラボキサート ··· 100
2) セロトニン系薬物 ··· 101

I. パーキンソン病における下部尿路機能障害に対するその他の治療 ··· 104
はじめに ··· 104
1. パーキンソン病に合併した前立腺肥疾患に対する外科的治療 ··· 104
2. 経尿道的A型ボツリヌス毒素膀胱壁内注入療法 ··· 106
3. 経皮的後脛骨神経電気刺激法などの神経刺激療法 ··· 107
4. 脳深部刺激法の下部尿路機能障害への効果 ··· 108
5. 反復経頭蓋磁気刺激療法の下部尿路機能障害への効果 ··· 109
6. その他の治療 ··· 110

- ■**コラム❶** Detrusor hyperactivity witth impaired contractile function（DHIC）……………51
- ■**コラム❷** パーキンソン病での起立性低血圧治療薬の下部尿路機能障害への影響…………65
- ■**コラム❸** パーキンソン病の膀胱に対して，L-ドパが短期的に亢進（増悪）・
長期的に抑制（改善）の2相性効果を出す理由は？………………………………76
- ■**コラム❹** パーキンソン病の蓄尿障害〜膀胱知覚過敏の関与…………………………………90
- ■**コラム❺** 中枢性抗コリン薬（トリヘキシフェニディルなど）の下部尿路機能に
対する影響……………………………………………………………………………101

索引 ……………………………………………………………………………………………113

パーキンソン病における下部尿路機能障害の診療アルゴリズム

1 ▶ 神経内科医・一般医家用アルゴリズム

神経内科医・一般医家用アルゴリズム

```
下部尿路症状（LUTS）のあるパーキンソン病患者 【1】
            ↓
十分な抗パーキンソン病薬により LUTS が改善しない 【2】
            ↓
         基本評価 【3】
```

- 問題がある病歴, 症状, 検査所見 【4】
- 血尿あり 【5】
- 膿尿あり 【5】
- 血尿/膿尿なし
  - 排尿困難あり 【6】
    - 内科的原因：多飲・起立性低血圧・心不全・腎不全の対処
  - （夜間）多尿あり 【7】
  - 50歳以上の男性
    - αブロッカー単独または抗コリン薬など併用 【8】
      - 改善なし / 改善あり
  - 女性または 50歳以下の男性 【10】
    - （女性）腹圧性尿失禁あり 【9】
    - 抗コリン薬など
      - 改善なし / 改善あり

膿尿あり → 抗菌薬治療 → 無効 / 有効 → 終了

→ 泌尿器科医に相談

―神経内科医・一般医家用アルゴリズムの解説―

神経内科医・一般医家による初期治療，および泌尿器科医に紹介するタイミングについてアルゴリズムとして述べる．

1 下部尿路症状のあるパーキンソン病患者

ここでは認知機能に大きな問題がなく，寝たきりでない中高年パーキンソン病患者を想定している．

下部尿路症状（lower urinary tract symptom: LUTS）（p. 40，第 2 部「A．下部尿路症状とは」参照）
パーキンソン病（Parkinson's disease: PD）（p. 53，第 2 部「C．パーキンソン病の診断」参照）
・認知機能に問題がある場合は第 1 部 CQ 4 参照

2 十分な抗パーキンソン病薬により下部尿路症状が改善しない

十分な抗パーキンソン病薬により以下のことが期待できる．
1. 歩行障害が改善し，歩行障害による機能性尿失禁が改善する可能性がある．
2. 抗パーキンソン病薬により膀胱機能が改善する可能性がある（第 1 部 CQ 7．p. 101，コラム 5 参照）．

3 神経内科専門医の基本評価

■パーキンソン病の評価（第 3 部「C．パーキンソン病の診断」参照）
・年齢，性別（第 1 部 CQ 参照）
・PD 診断の確からしさ．パーキンソン病と鑑別を要し，排尿症状が主体であったり多量の残尿をきたす神経疾患として，多系統萎縮症のパーキンソン型（multiple system atrophy-parkinson type: MSA-P）があり，注意を要する．（第 1 部 CQ．p. 53，第 2 部「C．パーキンソン病の診断」参照）
・PD の重症度（Hoehn-Yahr の重症度ステージ，UPDRS part Ⅲなど）／経過年数（第 1 部 CQ 参照）
・PD 治療薬（L-ドパ，ドパミンアゴニストなどの種類と 1 日投与量）（第 1 部 CQ 参照）
■神経内科専門医による下部尿路の評価
・下部尿路症状の聴取（p. 40，第 2 部「A．下部尿路症状とは」参照）
下部尿路症状の問診にあたっては，蓄尿症状と排尿症状のいずれが主体か，2) 女性の腹圧性尿失禁（以下の 9 を参照），を十分に聴取する．排尿症状は患者の自覚がない場合も少なくないので，可能であれば，残尿測定（超音波またはカテーテル）を行うとよい（第 1 部 CQ 5 参照）．
・水分摂取を含めた生活習慣
・腎機能を含めた血液検査
・尿沈渣・尿細菌検査を含めた尿検査
・会陰部を含めた下半身の神経学的所見（下肢の筋力・反射・バビンスキー徴候，肛門周囲の知覚，肛門括約筋のトーヌス・随意収縮・肛門反射・球海綿体筋反射）

4 問題がある病歴・症状・検査所見

LUTSの治療よりも原疾患の治療を優先すべきものとしては以下の泌尿器科疾患があげられる.

尿道狭窄, 再発性尿路感染症（膀胱炎・尿道炎・前立腺炎）, 間質性膀胱炎, 放射線性膀胱炎, 前立腺癌, 膀胱腫瘍, 膀胱結石, 膀胱憩室, 尿道憩室, 下部尿管結石, 尿道結石, 膀胱や尿道周囲の異常, 骨盤臓器脱, 子宮卵巣腫瘍など.

これらを疑わせる病歴・症状・検査所見として, 以下の 5 にある血尿, 膿尿に加えて, 膀胱尿道痛, 発熱などがある. 男性の場合, 前立腺特異抗原（prostate specific antigen: PSA）の異常高値も, 神経内科から泌尿器科に紹介すべきである.

5 血尿あり
5 膿尿あり

軽症の尿路感染症は神経内科専門医が治療するとよい. 重症の場合は泌尿器科専門医に紹介する.

6 排尿困難あり

排尿困難は, ベースに前立腺肥大症などの下部尿路閉塞性疾患がみられる場合があり, 残尿測定, 前立腺精査が必要となるので, 泌尿器科専門医に紹介する. 可能であれば, 残尿測定（超音波またはカテーテル）を行うとよい. PD以外の原因による神経因性の排尿困難として, 腰椎症, 糖尿病性末梢神経障害, 多系統萎縮症などがあり, 泌尿器科専門医から紹介があった場合, これらの疾患の有無を鑑別診断する必要がある.

7 （夜間）多尿あり

1日尿量が 40 mL/kg 体重以上あるいは 2,800 mL 以上（多尿）, 夜間就寝中尿量が1日尿量の33%以上（夜間多尿）は, 泌尿器科的原因でなく, 内科的原因が疑われる. 代表的なものとして, 多飲, 起立性低血圧, 心不全, 腎不全があり, 多系統萎縮症などの視床下部が障害される神経疾患でもみられる場合がある. それぞれの対処を行う.

8 αブロッカー単独または抗コリン薬の併用

PDのLUTSは, 男性女性ともに7割程度にみられる. 男性PDの前立腺肥大症合併率は, 同年代男性の発生率と同様で, 3割程度とされる[a]. すなわち, 50歳以上の男性では, 前立腺肥大症合併の可能性が否定できない. 前立腺肥大症を合併しているPD患者に抗コリン薬を投与すると, 残尿が増加したり尿閉に至る可能性もある. このため, 男性下部尿路症状診療ガイドライン（日本排尿機能学会　男性下部尿路症状診療ガイドライン作成委員会編. ブラックウェルパブリッシング, 2008.）に従い, αブロッカー単独または蓄尿症状の改善が得られない場合のみ, αブロッカーに抗コリン薬を併用するとよい. ただし治療に当たっては, 前立腺肥大症を合併したPDのみを対象とした臨床試験が実施されていない点を念頭におく必要がある. これらの治療で改善しない場合は, 泌尿器科専門医に紹介する. PDでは立ちくらみがみられる場合があり, 後述のαブロッカー（起立性低血圧をきたすことがある）を使用する際, 注意を要する.

a) Shin YS, Choi H, Cheon MW, et al. Prostate volume and prostate-specific antigen in men with Parkinson's disease are not different compared to age-matched control group: a prospective, case-controlled multicenter study. Prostate Int. 2015; 3: 62-4.

9 （女性）腹圧性尿失禁あり

咳・立ち上がりなどの腹圧動作で尿失禁がみられる場合は，泌尿器科専門医に紹介する．

10 女性または50歳以下の男性

抗コリン薬・選択的 β_3 受容体刺激薬は，過活動膀胱症状治療で広く用いられている．過活動膀胱診療ガイドライン（日本排尿機能学会 過活動膀胱ガイドライン作成委員会編．ブラックウェルパブリッシング，2005．）に従い，抗コリン薬・選択的 β_3 受容体刺激薬を使用するとよい．ただし治療に当たっては，PDのみを対象とした臨床試験が実施されていない点を念頭におく必要がある．これらの治療で改善しない場合は，泌尿器科専門医に紹介する．

2 ▶ 泌尿器科医用アルゴリズム

泌尿器科医用アルゴリズム

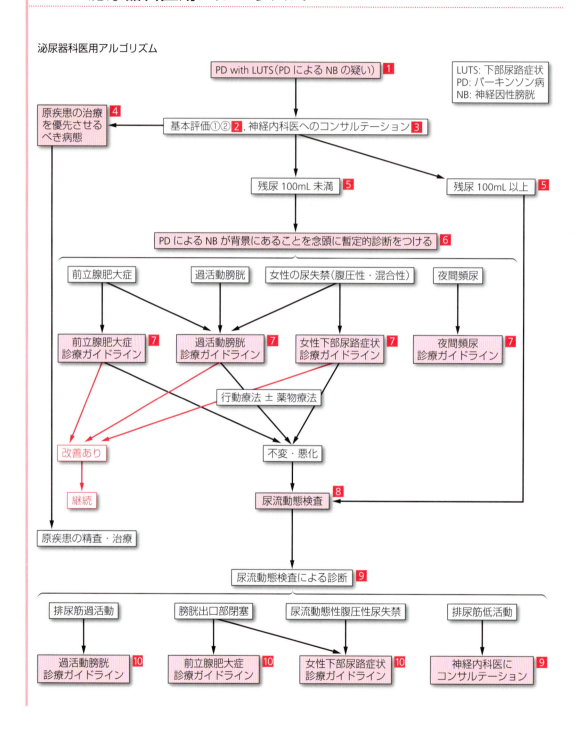

パーキンソン病における下部尿路機能障害の診療アルゴリズム

―泌尿器科医用アルゴリズムの解説―

1 PD wth LUTS（PDによるNBの疑い）

ここではパーキンソン病（Parkinson's disease: PD）の診断は確定しており（p. 53, 第2部「C. パーキンソン病の診断」参照），下部尿路症状（lower urinary tract symptom: LUTS）を訴える成人症例を対象とした．病態としては「パーキンソン病による神経因性膀胱（neurogenic bladder dysfunction: NB）の疑い」である．

2 基本評価

基本評価①（必須）
- 下部尿路症状の問診（第1部CQ 1. p. 40, 第2部「A. 下部尿路症状とは」. p. 88, 第2部「F. パーキンソン病における下部尿路機能障害の臨床. p. 104, 第2部「I. パーキンソン病における下部尿路機能障害に対するその他の治療」参照）
- PDの病期（重症度）と治療内容の確認
  病期（重症度）: PDの重症度ステージ（Hoehn-Yahrの重症度ステージ）と生活機能症度分類（下表）により評価する．

重症度ステージと生活機能症度分類

	Hoehn-Yahrの重症度ステージ		生活機能症度
Stage Ⅰ	一側性障害のみで，片側上下肢の静止振戦・固縮のみ．通常，機能障害は軽微またはなし	Ⅰ度	日常生活，通院は1人で可能．労働能力もかなり保たれる
Stage Ⅱ	両側性障害で，四肢・体幹の静止振戦・固縮と姿勢異常・動作緩慢（無動がみられる）		
Stage Ⅲ	歩行障害が明確となり，方向変換や押された時の不安定さなど姿勢反射障害がみられる．身体機能はやや制限されているものの，職業の種類によっては，ある程度の仕事も可能である．身体的には独立した生活を遂行できる．その機能障害度はまだ軽度ないし中等度にとどまる	Ⅱ度	ⓐ身の回りのことなどは，なんとか一人で可能．細かい手指の動作，外出，通院などには部分的介助が必要．労作能力はかなり制限
Stage Ⅳ	無動は高度となり，起立・歩行はできても障害が強く，介助を要することが多い．姿勢反射障害は高度となり，容易に転倒する		ⓑ日常生活の大半は介助が必要となり，通院は車で運んでもらわないと困難．労働能力はほとんど失われる
Stage Ⅴ	1人では動けないため，寝たきりとなり，移動は車椅子などによる介助のみで可能	Ⅲ度	全ての日常生活は介助が必要で，労働能力は全くない

- 既往歴・合併症，服薬歴，水分摂取習慣
- 症状質問票〔国際前立腺症状スコア（IPSS），過活動膀胱症状スコア（OABSS），主要下部尿路症状質問票（CLSS）〕（第1部CQ 1. p. 40, 第2部「A. 下部尿路症状とは」. p. 88, 第2部「F.

パーキンソン病における下部尿路機能障害の臨床．p. 104，「I．パーキンソン病における下部尿路機能障害に対するその他の治療」参照）
- 理学的所見（下腹部，直腸診（男性），腟内診（台上診，女性）・会陰部神経学的所見（肛門周囲知覚，肛門括約筋トーヌス，肛門括約筋随意収縮，肛門反射，球海綿体筋反射）
- 尿検査
- PSA 測定（男性）
- 尿流測定（p. 47，第2部「B．ウロダイナミクスとは」参照）
- 残尿測定（第1部 CQ 5，p. 47，第2部「B．ウロダイナミクスとは」）
- 腎膀胱エコー（男性は前立腺も）

基本評価②（症例により選択）
- QOL 評価（第1部 CQ 2 参照）
- 排尿日誌（過活動膀胱症状あるいは夜間頻尿が主体）（第1部 CQ 3 参照）
- 尿細菌検査
- 尿細胞診
- 血清クレアチニン
- 尿路・骨盤底の画像診断
- 膀胱尿道鏡

3 神経内科医へのコンサルテーション

　本ガイドライン作成意図の一つとして，図に示すように神経内科医と泌尿器科医の双方向コミュニケーションの促進があげられる．このため，以下のⅠ～Ⅳに示すような場合には，当該患者に対してより適切な泌尿器科的診療を行うために，泌尿器科医は適宜，神経内科に診療内容や病態を照会し，泌尿器科医と神経内科医が情報を共有しつつ診療に当たるように努める．

Ⅰ．泌尿器科医は受診した患者の PD の病期（重症度）と治療内容を基本評価で確認する．診療上重要な点は，「日常生活動作（activity of daily living: ADL）がある程度できているかどうか」である．そうでない場合には，PD 治療薬である L-ドパ製剤またはドパミンアゴニストの投与量が適切か神経内科医にコンサルテーションした上で下部尿路症状に対する治療を検討する（第1部 CQ 7．p. 55，第2部「C．パーキンソン病の診断」参照）．

Ⅱ．以下の場合にも神経内科医に PD の病態や治療についてコンサルテーションした上で下部尿路症状に対する治療を検討する．
  a．下部尿路症状以外の非運動症状（便秘，睡眠障害，認知機能障害，精神症状，感覚障害など）が認められる場合
  b．経年症例において，運動合併症であるジスキネジア（口・舌・顔面・四肢・体幹にみられる不随意運動）や，wearing-off 現象（薬剤の有効時間が短時間化し次の薬を服用する前に症状が悪化する現象），on-off 現象（内服時間と無関係に急に動けなくなる現象）が生活の支障になっている場合

Ⅲ．基本評価の結果，PD 以外の大脳や脳幹の疾患，あるいは脊髄疾患や末梢神経疾患に起因する

神経因性膀胱，排尿筋低活動を主体とする神経因性膀胱などが強く疑われた場合には，神経内科医に病態などについてコンサルテーションの上で，その後の検査や治療を検討する．
Ⅳ．治療開始後においても，PD の病態や治療内容について疑問が生じた場合には神経内科医に適宜コンサルテーションの上で，その後の検査や治療を検討する．

4 原疾患の治療を優先させるべき状態

LUTS の治療よりも原疾患の治療を優先すべきものとしては以下があげられる．

多尿，尿道狭窄，再発性尿路感染症（膀胱炎・尿道炎・前立腺炎），間質性膀胱炎，放射線性膀胱炎，前立腺癌，膀胱腫瘍，膀胱結石，膀胱憩室，尿道憩室，下部尿管結石，尿道結石，膀胱や尿道周囲の異常，骨盤臓器脱，子宮卵巣腫瘍など．

5 残尿測定（第 1 部 CQ 5．p. 53，第 2 部「C．パーキンソン病の診断」参照）

PD による神経因性膀胱で有意な残尿（アルゴリズム上は 100 mL 以上とした）をきたす確率は低い．このため，有意な残尿を有する患者に対しては，膀胱出口部閉塞や PD との鑑別が必ずしも容易でない神経変性疾患である多系統萎縮症などとの鑑別を行うために尿流動態検査を実施する．尿流動態検査で排尿筋低活動あるいは無収縮が有意な残尿の原因と診断された場合には，多系統萎縮症などの PD 以外の原因の有無につき神経内科医にコンサルテーションする．

6 PD による NB が背景にあることを念頭に暫定的診断をつける

基本評価①，②によって LUTS の治療よりも原疾患の治療を優先すべき患者（4）を鑑別する．その上で，「PD による神経因性膀胱が背景にあると考えられる患者」に対する治療を検討することになる．しかし，現時点では，「PD による神経因性膀胱」に特異的・特効的な治療法は存在しない．このため，泌尿器科診療においては，「PD による神経因性膀胱」が背景に存在することを念頭におきつつ，基本評価の結果から最も問題となっている症状症候群あるいは病態を診断し，これに対する治療を行うのが妥当と考えられる．また，多チャンネル尿流動態検査（侵襲的尿流動態検査）を施行することが困難な施設も少なくない．そこで，本アルゴリズムでは暫定的に，前立腺肥大症，過活動膀胱，女性の尿失禁（腹圧性・混合性），夜間多尿の診断をつけることとした．なお，前立腺肥大症の術後や女性腹圧性尿失禁・骨盤臓器脱の術後症例については基本評価①，②のみから病態を正確に評価することは困難であり尿流動態検査を実施する必要がある．また，Hoehn-Yahr の重症度ステージで病期Ⅲ以上の場合には，運動障害による機能性の要因が下部尿路症状に影響を与える可能性を考慮することが治療上重要である．

7 各種ガイドライン

それぞれの症状症候群や病態の治療については該当するガイドラインを参照し，まず行動療法±薬物療法を実施する．夜間頻尿を主訴としている患者については，PD における夜間頻尿には膀胱容量の減少の他，睡眠障害や夜間多尿も関与することが知られているため，夜間頻尿ガイドラインに基づいてその診断・治療を適切に行う．なお，それぞれの症状症候群や病態の治療については以下の CQ や第 2 部の記載も参照されたい．

- 前立腺肥大症：第 1 部 CQ 11, 12. p. 65, コラム 2「パーキンソン病での起立性低血圧治療薬の下部尿路機能障害への影響」，p. 104, 第 2 部「I. パーキンソン病における下部尿路機能障害に対するその他の治療」
- 過活動膀胱：第 1 部 CQ 8, 9, 10. p. 92, 第 2 部「G. パーキンソン病における下部尿路機能障害に対する行動療法」，第 2 部「H. パーキンソン病における下部尿路機能障害に対する薬物療法」
- 夜間頻尿：第 1 部 CQ 3. p. 88, 第 2 部「F. パーキンソン病における下部尿路機能障害の臨床」

8 尿流動態検査（第 1 部 CQ 6. p. 47, 第 2 部「B. ウロダイナミクスとは」，p. 88,「F. パーキンソン病における下部尿路機能障害の臨床/2. 下部尿路機能障害の頻度（ウロダイナミクス検査）」）

行動療法±薬物療法で改善が認められない場合には尿流動態検査を実施する．アルゴリズムでの尿流動態検査は多チャンネル（侵襲的）尿流動態検査，すなわち，膀胱内圧，直腸内圧（腹圧），括約筋筋電図，尿流量の同時測定を行う検査を指す．症例を選択してレントゲン透視下にビデオ尿流動態検査を行ってもよい．また，女性腹圧性尿失禁患者では静止時尿道機能の評価目的に尿道内圧測定を追加してもよい．なお，同心針電極を用いて括約筋の運動単位電位（motor unit potential）の解析を行う括約筋針筋電図検査が，多系統萎縮症などの神経疾患との鑑別の一助となる場合があるとされており，神経内科医の協力の下で実施してもよい．

9 尿流動態検査による診断

尿流動態検査による機能的な診断をつける〔第 2 部 パーキンソン病の下部尿路機能障害の臨床．II. 下部尿路機能障害の頻度（ウロダイナミクス検査）〕．本ガイドラインでは，排尿筋過活動（detrusor overactivity: DO），膀胱出口部閉塞（bladder outlet obstruction: BOO），尿流動態性腹圧性尿失禁（urodynamic study-stress urinary incontinence: UDS-SUI），排尿筋低活動（detrusor underactivity: DU）に分類する．有意な DU のみが主たる異常の場合には，PD のみによる神経因性膀胱とは考えにくく PD 以外の原因（例：多系統萎縮症，PD に合併した腰部脊柱管狭窄症などによる末梢神経障害）の有無につき神経内科にコンサルテーションを行い神経疾患の診断名が確定した上で DU に対する治療を検討する．なお，これらの機能障害の組み合わせの場合もあるが，その場合には最も優先して改善させるべき機能障害についてまず治療を行う．

10 各種ガイドライン

それぞれの機能障害については，該当するガイドラインにおいて，行動療法±薬物療法が奏効しなかった場合の治療方針を参考に治療を決定する．なお，以下のCQや第2部の記載も参照されたい．

- DO: 第1部 CQ 8, 9, 10. p. 92, 第2部「G. パーキンソン病における下部尿路機能障害に対する行動療法」．p. 95, 第2部「H. パーキンソン病における下部尿路機能障害に対する薬物療法」．p. 104, 「I. パーキンソン病における下部尿路機能障害に対するその他の治療」
- BOO: 第1部 CQ 11, 12. p. 104, 第2部「I. パーキンソン病の下部尿路機能障害に対するその他の治療」．コラム2「パーキンソン病での起立性低血圧治療薬の下部尿路機能障害への影響」
  UDS-SUI: 第1部 CQ 13

序章

1 ▶「パーキンソン病における下部尿路機能障害診療ガイドライン」の定義と目的

　パーキンソン病（Parkinson's disease: PD）は，安静時振戦，筋固縮，無動などをきたす代表的な神経変性疾患（神経難病）で，中脳黒質のドパミン神経などが減少することで起こる病気である．その診断は，ベッドサイドの診察が基本だが，近年，脳 dopamine transporter（DAT）single photon emission computed tomography（SPECT），心筋^{131}I-metaiodobenzylguanidine（MIBG）シンチグラフィーにより，高い精度で比較的容易に，診断が行えるようになってきた．治療は，L-ドパ・ドパミンアゴニストなどの薬物療法が主体であるが，近年，深部脳刺激療法も広く行われ，運動機能の改善が得られるようになってきた．

　PD では，泌尿器科医・消化器科医の間で広く知られているように，過活動膀胱・便秘をはじめとする多彩な非運動症状（non-motor symptoms）がみられる．このうち，下部尿路機能障害については，近年の下部尿路の生理学・薬理学の進歩により，かなりのことが明らかにされてきたが，中枢神経の影響については，なお不明の点も多い．このため，PD 患者の下部尿路機能障害の治療に際して，どのような点に気をつけて行うべきなのか，どのような効果が予想されるのか，これまで，十分にまとまった参考資料がほとんどなく，治療の選択などで難渋する場合が少なくなかったように思われる．実際に PD 患者の下部尿路機能障害の治療にあたっている，泌尿器科医・神経内科医・広く一般内科医から，身近で使えるガイドラインの必要性が聞かれていた．

　この問題に対処すべく，今回，日本排尿機能学会において，パーキンソン病における下部尿路機能障害診療ガイドライン作成委員会を中心に，「パーキンソン病における下部尿路機能障害診療ガイドライン」の作成が予定された．PD の下部尿路機能障害は，病態面では，中枢性の神経因性膀胱の中で，最も研究が進んでいる領域と思われるが，なお不明な点がみられる．一方，治療面では，大規模無作為二重盲検試験による介入研究が，残念ながらまだほとんど行われていない．パーキンソン病における下部尿路機能障害診療ガイドラインの作成に取りかかるに当たって，これらのため，従来のガイドラインと異なり，本ガイドラインは，推奨グレードが若干低くなり，大多数がエビデンスレベル 3 の論文となることが予想された．しかし，本ガイドラインは，下部尿路機能障害で悩んでおられる PD 患者の治療を，科学的かつ実際的に行う最初のステップになるものと考え，あえて作成に取り組むこととした．

　本ガイドラインの目的は，下部尿路機能障害で悩んでおられる PD 患者の治療を，科学的かつ実際的に行うためのツールとなることである．さらに，PD を含めた中枢疾患患者の下部尿路機能障害が広く認知され，積極的に治療介入されることが期待される．本ガイドラインの対象は，PD 患者の下部尿路機能障害に携わる，泌尿器科医・神経内科医・広く一般内科医師である．

　本ガイドラインの作成にあたって，ガイドラインの根拠にかかわる情報収集（文献検索・検討）においては，「研究デザインによる視点」（科学的視点）のみならず「臨床的意義による視点」（実際的視点）を重視し，内容は具体的で下部尿路機能障害診療の実情を反映したものとした．なお，本

ガイドラインは，現在得られるエビデンスを集積・整理・検討し，現時点での一般診療に有用な情報提供を目的とするものであり，個別の診療（診断法，治療法）を制限するものではない．また，今後行われる（または現在進行中の）臨床研究の成果により内容が大きく変更される可能性がある．

2 ▶ 作成の経緯と主体

日本排尿機能学会では，現状の医療におけるPD患者の下部尿路機能障害治療の位置づけなど諸般の情勢を考慮し，2013年9月理事会の決議を踏まえ，同学会パーキンソン病における下部尿路機能障害診療ガイドライン作成委員会が中心となりガイドライン作成にかかわる検討を行ってきた．なお，ガイドラインの内容については学会が責任を負うが，個々の患者の診療結果に関する直接の責任は治療を担当したもの（医師，病院など）に帰属すべきものであり，学会が責任を負うものではない．また，保険医療の審査基準や医事紛争・医療訴訟の資料として用いることは，本ガイドラインの目的から逸脱することはいうまでもない．

PD患者の下部尿路機能障害は，泌尿器科医と神経内科医の両者にまたがる領域である．また，PD患者の下部尿路機能障害の主体は，過活動膀胱（overactive bladder: OAB）である．このため，本ガイドラインの作成に当たって，日本排尿機能学会編集「過活動膀胱診療ガイドライン［第2版］」（編集委員長　武田正之，リッチヒルメディカル，東京，2015年刊），日本神経学会編集「パーキンソン病治療ガイドライン」（編集委員長　高橋良輔，協力学会：日本神経治療学会　日本脳神経外科学会　日本定位・機能神経外科学会　日本リハビリテーション医学会，医学書院，東京，2011年刊），および国際的なガイドラインとして，国際禁制学会（International Continence Society: ICS）から最近出版された，「パーキンソン病と関連疾患の膀胱障害の治療ガイドライン　A guideline for the management of bladder dysfunction in Parkinson's disease and other gait disorders」（Willey Publisher, 2015年3月）を参考にし，整合性に留意するよう努めた．

3 ▶ ガイドラインの種類と対象

作成されたガイドラインは，泌尿器科医・神経内科医・および広く一般内科医師を対象とした，診断および治療のガイドラインである．対象となる患者は，下部尿路機能障害を有するPD患者であり，性別，年齢は問わず，男性，女性，成人，高齢のすべてとした．

作成にはシステマティック・レビューによるエビデンス全体の統合と評価が組み込まれ，さらに作成のプロセスすべてにわたって透明性を確保すべく詳細な記述を含めるものであるため，今回作成したガイドラインは「詳細版（full version）」である．

4 ▶ 作成の原則

EBMの手法に基づいて作成することを原則とした（Minds診療ガイドライン作成の手引き2007，Minds診療ガイドライン作成マニュアル2014参照）．

5 ▶ 文献検索の方法

「パーキンソン病における下部尿路機能障害診療ガイドライン」に用いた文献検索の範囲は，以下に示す①の範囲であるが，必要に応じて，②の範疇にあるものを加えた．①Medline/Pubmed,

Cochrane Library, その他の英文データベース, 医学中央雑誌で検索した臨床研究のシステマティック・レビュー, メタアナリシス, ランダム化比較試験, 非ランダム化比較試験, コホート研究, 横断研究, 症例対照研究などの分析疫学的研究, 症例報告や症例集積研究などの記述的研究, 診療ガイドライン, その他の臨床研究に関する文献. ②上記以外の診療ガイドライン, 総説, 専門的見地からの意見, 成書, 非臨床研究に関する文献で参考となる重要な資料についても引用した.

PDは1817年にロンドンのJames Parkinsonにより記載された, 研究面で長い歴史のある疾患である. PDの下部尿路症状 (lower urinary tract symptom: LUTS) は, その原著にも記載がある. しかし, PDの下部尿路機能障害の報告を検討する際, 若干の注意が必要と思われる. 一例としてPDにおけるLUTSの有病率をみると, PD診断の正確さ, LUTS (あるいは下部尿路機能障害) の判定基準, 投薬の影響, 年齢の影響など多くの要素に左右されることがわかる. 例えば, パーキンソン症候群を呈する他疾患との鑑別は, 早期ではかなり困難な場合がある. PDと鑑別を要する多系統萎縮症 (multiple system atrophy: MSA) の診断基準が確立したのは1998年である. このため, それ以前の論文を読む際には, 診断面での注意が必要と思われる.

本ガイドラインでは, 文献検索の期間は原則として, 1983年 (検索開始年度) 以降ガイドライン作成時点までとしたが, それ以前の論文に触れたい場合は, 総説も引用した. 検索ワードはParkinson's disease (PD) & bladder, urinary sphincter, pelvic floor, lower urinary tract, urinary, incontinence, nocturia, toileting, micturitionおよびその日本語とした. 検索された論文は534編であり, 最終的に

Clinical Question 157編
診療マニュアル:
  A. 下部尿路症状とは　9編
  B. ウロダイナミクスとは　8編
  C. パーキンソン病の診断　22編
  D. パーキンソン病における下部尿路機能障害の動物実験　27編
  E. パーキンソン病における下部尿路機能障害の脳画像　29編
  F. パーキンソン病における下部尿路機能障害の臨床：ウロダイナミクス検査を中心に　20編
  G. パーキンソン病における下部尿路機能障害の薬物治療　37編
  H. パーキンソン病における下部尿路機能障害に対するその他の治療　24編

計333編を採用した.

6 ▶ エビデンスのレベル

エビデンスレベル (表1, 表2) は, 過活動膀胱診療ガイドライン [第2版] (日本排尿機能学会編, リッチヒルメディカル, 東京, 2015) に準じ, 原則として研究デザインによる科学的妥当性を根拠とした.

表1 論文のエビデンスレベル（レビューは基本的には含めない）

レベル	内容
I	大規模 RCT で結果が明らかな研究*
II	小規模な RCT で結果が明らかな研究
III	無作為割付によらない研究
IV	前向き対照のない研究
V	後ろ向きの症例研究か専門家の意見

*メタアナリシス/システマティック・レビュー：レベルの評価は，個別に取り扱う．
RCT: 無作為二重盲検試験

表2 エビデンスレベル分類（質の高いもの順）

レベル	内容
1	複数の大規模 RCT に裏づけられている
2	単独の大規模 RCT または複数の小規模 RCT に裏づけられている
3	無作為割付によらない比較対照研究に裏づけられている
4	前向きの対照のない観察研究（コホート研究，症例対照研究，横断研究）に裏づけられている
5	後ろ向きの症例研究か専門家の意見に裏づけられている

7 ▶ 推奨度（推奨グレード）について

推奨度（表3）は，過活動膀胱診療ガイドライン［第2版］（日本排尿機能学会，編．リッチヒルメディカル，東京，2015）に準じた．推奨度は，あくまで臨床研究ならびに疫学研究などの文献から得られた情報を根拠とするものである．まず，①エビデンスレベル，②同じ結論に至るエビデンスの多さ，ばらつきの少なさ，③臨床的有効性の大きさ，④臨床上の適用性の広さ，⑤合併症の少なさ，⑥医療コストの多寡などの順で検討し，次に，総合的評価を加え，最終的に決定した．

ガイドライン作成委員会内でのコンセンサスは，修正 Delphi 法を用いた．すなわち，検討すべき事項について適切な情報を与えられた専門家が，まず個別に評価を行い（第1ラウンド），その評価結果を資料とした会議での討議後に，再度個別に評価を行う（第2ラウンド）．第2ラウンドの結果として得られた中央値をもとに，推奨についてのコンセンサスを決定した．なお，エビデンスが乏しい場合の推奨度の決定（特にレベルIV，V）に関しては，Canadian Task Force の Decision Making も参考にした．

文献

1) 福井次矢，山口直人，監．Minds 診療ガイドライン作成の手引き 2014．東京：医学書院；2014．
   http://minds.jcqhc.or.jp/n/
2) 山口直人，吉田雅博，編．Minds 診療ガイドライン作成マニュアル Ver. 1.1（2014.07.23）．公益財団法人日本医療機能評価機構 EBM 医療情報部；2014．
   http://minds4.jcqhc.or.jp/minds/guideline/manual.html

表3 推奨グレード

グレード	推奨度
A	根拠があり，行うよう強く勧められる (少なくとも1つの有効性を示すレベルIもしくは良質のレベルIIのエビデンスがある)
B	根拠があり，行うよう勧められる (少なくとも1つ以上の有効性を示す質の劣るレベルIIか良質のレベルIIIあるいは非常に良質なレベルIVのエビデンスがある)
C1	根拠はないが，行うよう勧められる (質の劣るレベルIII～IV，良質な複数のレベルVの研究，あるいはレベルVIに相当するもの)
C2	根拠がないので，行わないよう勧められる (有効なエビデンスがないか，無効または有害なエビデンスがある)
D	無効または害を示す根拠があり，行わないよう勧められる (無効または有害であることを示す良質のエビデンスがある)
保留	推奨グレードを決定できない

注1. 未承認薬・適応外薬もしくはその可能性があるものは，「推奨グレード保留」とする．
注2. 表2のエビデンスレベルは推奨度決定の際の目安を示すものである．文献的知見が不足しているものであって，表2によると推奨度に問題が生じる場合などでは，下部尿路機能障害臨床の実情を勘案し，本ガイドライン作成委員会内でのコンセンサスならびに学会でのパネル討議などのパブリックコメントを踏まえ，推奨度を決定した．また，エビデンスが少なく，今後の臨床研究の必要性が推奨される項目については，その旨をガイドライン中に「今後の課題」として記載した．

3) Canadian Task Force on Preventing Health Care. Decision Making When Evidence is Unclear. http://www.ctfhc.org/ctfphc&methods.htm
4) 日本排尿機能学会，編．過活動膀胱診療ガイドライン［第2版］．東京：リッチヒルメディカル；2015．

8 ▶ 文献の記載方法

　文献の記載方法は，後述の「男性下部尿路症状診療ガイドライン（2008．日本排尿機能学会編）」「夜間頻尿診療ガイドライン（2009．日本排尿機能学会編）」「前立腺肥大症診療ガイドライン（2011．日本泌尿器科学会編）」，「女性下部尿路症状診療ガイドライン（2013．日本泌尿器科学会推薦．日本排尿機能学会編）」「過活動膀胱診療ガイドライン［第2版］（2015．日本排尿機能学会編）」に従って，記載することとした．しかしながら，PDによる下部尿路機能障害については，大規模無作為二重盲検試験による介入研究が，残念ながらまだほとんど行われていない．これらのため，従来のガイドラインと異なり，本ガイドラインの引用文献は，大多数がエビデンスレベル3の論文である．このため，各論文にはあえてエビデンスレベルを付けなかった．

9 ▶ 改訂

　ガイドラインの内容については，診療状況の進歩・変化を勘案し，改訂を予定する．

10 ▶ 作成の資金源について

　本ガイドライン作成にかかる資金は，日本排尿機能学会のガイドライン作成助成金によるもので

あり，ガイドライン内容の公平性を左右するような民間企業などからの支援を受けたものではない．また，本ガイドラインにおける勧告内容および作成に携わった委員，協力委員などは，特定の団体や製品・技術などとの利害関係を有するものではなく，委員相互にも利害対立はない．以上のことは，作成に携わったメンバーからの利益相反申告書により確認した．

11 ▶ ガイドライン作成に参考となる書籍

ガイドライン作成に関する内容や用語に関しては，以下の書籍を参照した．

1) 柳川　洋，坂山清美，編．疫学マニュアル（改訂6版）．東京：南山堂；2003．
2) 福井次矢，山口直人，監．Minds 診療ガイドライン作成の手引き 2007．東京：医学書院；2007．
3) 福井次矢，山口直人，監．Minds 診療ガイドライン作成の手引き 2014．東京：医学書院；2014．
   http://minds.jcqhc.or.jp/n/
4) 山口直人，吉田雅博，編．Minds 診療ガイドライン作成マニュアル Ver.1.1（2014.07.23）．公益財団法人日本医療機能評価機構 EBM 医療情報部；2014．
   http://minds4.jcqhc.or.jp/minds/guideline/manual.html
5) Canadian Task Force on Preventing Health Care. Decision Making When Evidence is Unclear.
   http://www.ctfphc.org/ctfphc&methods.htm
6) 中山健夫．EBM を用いた診療ガイドライン作成・活用ガイド．東京：金原出版，2004．
7) 日本排尿機能学会，編．男性下部尿路症状診療ガイドライン．東京：Blackwell Publishing；2008．
8) 日本排尿機能学会，編．夜間頻尿診療ガイドライン．東京：Blackwell Publishing；2009．
9) 日本泌尿器科学会，編．前立腺肥大症診療ガイドライン．リッチヒルメディカル；2011．
10) 日本神経学会，編．パーキンソン病治療ガイドライン．東京：医学書院；2011．
11) 日本排尿機能学会，編．女性下部尿路症状診療ガイドライン．東京：リッチヒルメディカル；2013．
12) 日本排尿機能学会，編．過活動膀胱診療ガイドライン［第2版］．東京：リッチヒルメディカル；2015．
13) A guideline for the management of bladder dysfunction in Parkinson's disease and other gait disorders.
14) Sakakibara R, Panicker J, Finazzi-Agro E, et al; Parkinson's Disease Subcomittee, The Neurourology Promotion Committee in The International Continence Society. Neurourol Urodyn. 2015 Mar 25. doi: 10.1002/nau. 22764.［Epub ahead of print］PMID: 25810035.

12 ▶ CQ の作成について

CQ（クリニカル・クエスチョン：重要な臨床課題）とは，医療者が臨床現場で遭遇する疾病の病因，治療法やその選択，予後などに関しガイドラインで回答する課題である．ガイドラインタイトルに含まれる内容は，過不足なく，適正に設定する必要がある．そこで作成に際しては，可能な限り，わかりやすい具体的表現を用いた．また，形式は，できるかぎりワンセンテンスの疑問文形式で，以下のような PICO 方式とした．最終的には合計 13 個となった．

PICO 方式

```
P: Patients, Problem, Population（どのような対象，疾患，病態に）
I: Interventions（どのような診断，治療を行ったら）
C: Comparisons, Controls, Comparators（対照，標準的治療と比べて）
O: Outcome（どのような違いがあるか）
```

13 ▶ 文献データによるガイドライン作成の限界

　PD患者の下部尿路機能障害とその治療に関する文献データには，限界があることを認識しなければならない．特に薬物療法では，プラセボを含んだ無作為割付による前向き二重盲検比較試験に関してのデータは少なく，長期成績も不明である．試験によって患者の適応基準が異なることや，実際の臨床の現場でみるような患者層と構成が異なることもあり，また，評価目的が異なることもある．PD患者の下部尿路機能障害について，今後，エビデンスレベルの高い研究が数多く出て，PD患者の下部尿路機能障害の治療が，さらに実際的practicalかつ科学的scientificに行えるようになることが望まれる．

第1部

Clinical Questions

CQ 1：パーキンソン病の下部尿路機能障害の診療において，
　　　下部尿路症状質問票は推奨されるか. ………………………… 10

CQ 2：パーキンソン病の下部尿路機能障害の診療において，
　　　生活の質（QOL）の評価は推奨されるか. …………………… 13

CQ 3：パーキンソン病の下部尿路機能障害の診療において，
　　　排尿日誌（頻度・尿量記録）は推奨されるか. ……………… 15

CQ 4：パーキンソン病の下部尿路機能障害の診療において，
　　　認知機能の評価は推奨されるか. ……………………………… 17

CQ 5：パーキンソン病の下部尿路機能障害の診療において，
　　　残尿測定は推奨されるか. ……………………………………… 21

CQ 6：パーキンソン病の下部尿路機能障害の診療において，
　　　尿流動態検査は推奨されるか. ………………………………… 23

CQ 7：パーキンソン病の運動障害に対する治療薬によって，
　　　下部尿路機能障害は改善するか. ……………………………… 25

CQ 8：過活動膀胱を合併したパーキンソン病に対し，
　　　末梢性抗コリン薬は推奨されるか. …………………………… 27

CQ 9：過活動膀胱を合併したパーキンソン病に対し，
　　　$β_3$アドレナリン受容体作動薬は推奨されるか. …………… 29

CQ10：過活動膀胱を合併したパーキンソン病に対し，
　　　ボツリヌス毒素膀胱壁内注入療法は推奨されるか. ………… 31

CQ11：前立腺肥大症を合併したパーキンソン病に対し，
　　　$α_1$アドレナリン受容体遮断薬は推奨されるか. …………… 33

CQ12：前立腺肥大症を合併したパーキンソン病に対し，
　　　前立腺肥大症手術は推奨されるか. …………………………… 35

CQ13：腹圧性尿失禁を合併したパーキンソン病に対し，
　　　尿失禁手術は推奨されるか. …………………………………… 37

CQ 1 パーキンソン病の下部尿路機能障害の診療において，下部尿路症状質問票は推奨されるか．

Answer 妥当性の検証された下部尿路症状質問票を用いた評価が推奨される．【推奨グレードA】
パーキンソン病においては下部尿路機能障害に基づく下部尿路症状が高頻度に認められ，その重症度評価，治療選択，治療効果判定において症状質問票が有用であることが示されている．

解説

　下部尿路症状の評価には，妥当性の検証された下部尿路症状質問票を用いることが勧められる（p.40，第2部「A．下部尿路症状とは」参照）．日本で開発された，あるいはその日本語版の妥当性が検証されたものとしては，国際前立腺症状スコア（International Prostate Symptom Score: IPSS），主要下部尿路症状スコア（Core Lower Urinary Tract Symptom Score: CLSS）がある．過活動膀胱や尿失禁には，過活動膀胱症状スコア（Overactive Bladder Symptom Score: OABSS），International Consultation on Incontinence Questionnaire-Short Form（ICIQ-SF）がある．IPSSは男性用に開発された質問票であるが，女性の下部尿路症状の評価における妥当性も検証されている[1]（p.40，第2部「A．下部尿路症状とは」参照）．

　下部尿路症状は，患者の自覚的な困窮度・生活の質（quality of life: QOL）と密接に関係しており[2-4]，下部尿路機能障害における重症度の評価，治療選択，治療効果判定における重要な評価項目である．しかし，下部尿路症状には疾患特異性はなく，その原因の鑑別診断に用いることはできない．

　1998年以降，信頼性・妥当性が確認されたIPPSなどの下部尿路症状質問票を用いた研究において，パーキンソン病（Parkinson's disease: PD）における有意な下部尿路症状の発症頻度は27〜39.3％と報告されている[5-7]．下部尿路症状は比較的早期から認められ[8,9]，その程度と頻度はPD重症度（Hoehn-Yahrの重症度ステージ）と相関して増加すると考えられており[5,10-12]，Hoehn-Yahrの重症度ステージ4以上では64％の患者が下部尿路症状で困窮しているという[5]．しかし一方では，PD重症度との相関を認めないとの報告もある[6,7]．

　PDにおいては蓄尿症状が主な下部尿路症状であるが，蓄尿症状とともに排尿症状を訴えることがある[5-8]．下部尿路症状を訴えるPD患者のうち，蓄尿症状単独が57〜75％に対して，蓄尿症状と排尿症状の両者を17〜27％に認める[5,6,13]．排尿症状を単独で認めることは少ない（6％）[5]．

　IPSSやICIQ-SFなどの下部尿路症状質問票にて評価されたPD患者の蓄尿症状（過活動膀胱症状）がボツリヌス毒素膀胱壁内注射や経皮的脛骨神経電気刺激（percutaneous tibial nerve stimulation）によって改善したことが報告されている[14,15]．

一般的に，必ずしも蓄尿症状が蓄尿機能障害を，排尿症状が排尿機能障害を反映しているわけではない（p.40，第2部「A．下部尿路症状とは」参照）[16]．しかし，蓄尿症状は蓄尿期の異常である排尿筋過活動を反映しているとの報告は多い[17-19]．また，診断の確定した比較的均一な患者群においては，下部尿路症状と尿流動態検査所見とは一定の相関を認める[20-23]．PD においては，蓄尿症状は最大膀胱容量・初発尿意と相関し，排尿症状は残尿量と相関するとの報告がある[21]．

すなわち，PD においては下部尿路機能障害に基づく下部尿路症状が高頻度に認められ，その重症度評価，治療選択，治療効果判定において妥当性の検証された下部尿路症状質問票は有用である．

なお，PD の非運動症状（non-motor symptoms）に対する質問票の内，日本語版の妥当性が証明された Non-Motor Symptoms Scale（NMSS）[24]や Scales for Outcomes in Parkinson's disease（SCOPA-AUT）[25]などには下部尿路症状についての質問項目が含まれており，下部尿路症状のスクリーニングとして有用かもしれない．

● 参考文献

1) Okamura K, Nojiri Y, Osuga Y, et al. Psychometric analysis of International Prostatic Symptom Score for female lower urinary tract symptoms. Urology. 2009; 73: 1199-202.
2) Welch G, Weinger K, Barry MJ. Quality-of-life of lower urinary tract symptom severity: results from the Health Professionals Follow-up Study. Urology. 2002; 59: 245-50.
3) Boyle P, Robertson C, Mazzeta C, et al; the UrEpik Study Group. The relationship between lower urinary tract symptoms and health status: the UREPIK study. BJU Int. 2003; 92: 575-80.
4) Engstrom G, Henningsohn L, Steineck G, et al. Self-assessed health, sadness and happiness in relation to the total burden of symptoms from the lower urinary tract. BJU Int. 2005; 95: 810-5.
5) Araki I, Kuno S. Assessment of voiding dysfunction in Parkinson's disease by the International Prostate Symptom Score. J Neurol Neurosurg Psychiatry. 2000; 68: 429-33.
6) Campos-Sousa RN, Quagliato E, da Silva BB, et al. Urinary symptoms in Parkinson's disease: prevalence and associated factors. Arq Neuropsiquiatr. 2003; 61: 359-63.
7) Winge K, Skau AM, Stimpel H, et al. Prevalence of bladder dysfunction in Parkinson's disease. Neurourol Urodyn. 2006; 25: 116-22.
8) Lemack GE, Dewey RB, Roehrborn CG Jr., et al. Questionnaire-based assessment of bladder dysfunction in patients with mild or moderate Parkinson's disease. Urology. 2000; 56: 250-4.
9) Uchiyama T, Sakakibara R, Yamamoto T, et al. Urinary dysfunction in early and untreated Parkinson's disease. J Neurol Neurosurg Psychiatry. 2011; 82: 1382-6.
10) Sakakibara R, Shinotoh H, Uchiyama T, et al. Questionnaire-based assessment of pelvic organ dysfunction in Parkinson's disease. Auton Neurosci. 2001; 17: 92: 76-85.
11) Sammour ZM, Gomes CM, Barbosa ER, et al. Voiding dysfunction in patients with Parkinson's disease: impact of neurological impairment and clinical parameters. Neurourol Urodyn. 2009; 28: 510-5.
12) Ragab MM, Mohammed ES. Idiopathic Parkinson's disease patients at the urologic clinic. Neurourol Urodyn. 2011; 30: 1258-61.
13) Singer C. Urological dysfunction. Vol II. In: Parkinson's disease and nonmotor dysfunction. Totowa: Humana Pres; 2005. p.139-48.

14) Anderson RU, Orenberg EK, Glowe P. Onabotulinumtoxin A office treatment for neurogenic bladder incontinence in Parkinson's disease. Urology. 2014; 83: 22-7.
15) Kabay S, Kabay SC, Cetiner M, et al. The clinical and urodynamic results of percutaneous posterior tibial nerve stimulation on neurogenic detrusor overactivity in patients with Parkinson's disease. Urology. 2016; 87: 76-81.
16) Madersbacher S, Pycha A, Klingler CH, et al. The international Prostate Symptom Score in both sexes: a urodynamics-based comparison. Neurourol Urodyn. 1999; 18: 173-82.
17) Andersen JT, Nordling J, Walter S. Prostatism. I. The correlation between symptoms, cystometric and urodynamic findings. Scan J Urol Nephrol. 1979; 13: 229-36.
18) Nitti VW, Kim Y, Combs AJ. Correlation of the AUA symptom index with urodynamics in patients with suspected benign prostatic hyperplasia. Neurourol Urodyn. 1994; 13: 521-7.
19) Romanzi LJ, Groutz A, Heritz DM, et al. Involuntary detrusor contractions: correlation of urodynamic data to clinical categories. Neurourol Urodyn. 2001; 20: 249-57.
20) Netto NR Jr, D'Ancona CAL, de Lima ML. Correlation between the international prostatic symptom score and a pressure-flow study in the evaluation of symptomatic benign prostatic hyperplasia. J Urol. 1996; 155: 200-2.
21) Araki I, Kitahara M, Oida T, et al. Voiding dysfunction and Parkinson's disease: urodynamic abnormalities and urinary symptoms. J Urol. 2000; 164: 1640-3.
22) Nakai H, Yamanishi T, Yasuda K, et al. Correlation between lower urinary tract symptoms and urethral function in benign prostatic hyperplasia. Neurourol Urodyn. 2004; 23: 618-22.
23) Seki N, Yunoki T, Takei M, et al. Association among the symptoms, quality of life and urodynamic parameters in patients with improved lower urinary tract symptoms following transurethral resection of the prostate. Neurourol Urodyn. 2008; 27: 222-5.
24) Chaudhuri KR, Martinez-Martin P, Brown RG, et al. The metric properties of a novel non-motor symptoms scale for Parkinson's disease: Results from an international pilot study. Mov Disord. 2007; 22: 1901-11.
25) Matsushima M, Yabe I, Hirotani M, et al. Reliability of the Japanese version of the scales for outcomes in Parkinson's disease-autonomic questionnaire. Clin Neurol Neurosurg. 2014; 124: 182-4.

CQ 2 パーキンソン病の下部尿路機能障害の診療において，生活の質（QOL）の評価は推奨されるか．

Answer
下部尿路症状が生活の質（quality of life: QOL）に影響することが知られているおり，パーキンソン病（Parkinson's disease: PD）における下部尿路症状についてもQOLの評価が推奨される．　　　　　　　　　　　　　　　　　　　　【推奨グレード B】

しかし，PDに限定した下部尿路症状の包括的QOLへの影響については，これまで研究がなされていない．

解説
　パーキンソン病（Parkinson's disease: PD）における下部尿路症状は，下部尿路症状質問票である国際前立腺症状スコア（International Prostate Symptom Score: IPSS）やオランダ前立腺症状スコア（Danish Prostate Symptom Score: Dan-PSS）におけるQOL質問項目に影響する[1-4]．特に，夜間頻尿，尿意切迫感，頻尿，切迫性尿失禁などの影響が大きい[2,3]．しかし，キング健康質問票（King's Health Questionnaire: KHQ）など下部尿路症状の疾患特異的QOL質問票を用いてPDの下部尿路症状のQOLに対する影響について研究した報告はない．

　また，PDの疾患特異的QOL質問票であるパーキンソン病質問票-39（The Parkinson's Disease Questionnaire-39: PDQ-39）などを用いた研究では，下部尿路症状や尿失禁がPDの疾患重症度などから独立してQOLに影響すると報告されている[5-7]．

　一般的に，下部尿路症状が包括的QOL（generic QOL）に影響を与えることが知られているが[8]，PDにおける下部尿路症状に限定した包括的QOLに対する影響を研究した報告は見当たらない．

　下部尿路症状が生命予後に影響することは多くはないが，QOLを損ない日常生活に影響を与えることが知られている[9]．したがって，PDにおける下部尿路症状においても，QOLを考慮した診療が望まれる．

●参考文献

1) Araki I, Kuno S. Assessment of voiding dysfunction in Parkinson's disease by the International Prostate Symptom Score. J Neurol Neurosurg Psychiatry. 2000; 68: 429-33.
2) Sammour ZM, Gomes CM, Barbosa ER, et al. Voiding dysfunction in patients with Parkinson's disease: impact of neurological impairment and clinical parameters. Neurourol Urodyn. 2009; 28: 510-5.
3) Winge K, Skau AM, Stimpel H, et al. Prevalence of bladder dysfunction in Parkinson's disease. Neurourol Urodyn. 2006; 25: 116-22.
4) Sakakibara R, Shinotoh H, Uchiyama T, et al. Questionnaire-based assessment of pelvic organ dysfunction in Parkinson's disease. Auton Neurosci. 2001; 92: 76-85.
5) Rahman S, Griffin HJ, Quinn NP, et al. Quality of life in Parkinson's disease: the relative

importance of the symptoms. Mov Disord. 2008; 30; 23: 1428-34.
6) Gallagher DA, Lees AJ, Schrag A. What are the most important nonmotor symptoms in patients with Parkinson's disease and are we missing them? Mov Disord. 2010; 15; 25: 2493-500.
7) Li H, Zhang M, Chen L, et al. Nonmotor symptoms are independently associated with impaired health-related quality of life in Chinese patients with Parkinson's disease. Mov Disord. 2010; 15; 25: 2740-6.
8) Engstrom G, Henningsohn L, Walker-Engstrom ML, et al. Impact on quality of life of different lower urinary tract symptoms in men measured by means of the SF 36 questionnaire. Scand J Urol Nephrol. 2006; 40: 485-94.
9) Nakagawa H, Niu K, Hozawa A, et al. Impact of nocturia on bone fracture and mortality in older individuals: a Japanese longitudinal cohort study. J Urol. 2010; 184: 1413-8.

CQ 3 パーキンソン病の下部尿路機能障害の診療において，排尿日誌（頻度・尿量記録）は推奨されるか．

Answer
パーキンソン病患者には，膀胱容量の減少に加えて，睡眠障害が高頻度に認められ，夜間多尿も存在する．排尿日誌（頻度・尿量記録）は，蓄尿症状，とりわけ頻尿や夜間頻尿の原因を鑑別するために有用であり，診断，治療選択，治療効果判定のために推奨される．

【推奨グレード B】

解説

排尿時刻と排尿1回ごとの排尿量を24時間記録する（頻度・尿量記録 frequency volume chart: FVC）ことで，昼間・夜間の尿量と排尿回数および機能的膀胱容量を知ることができる．特に，頻尿や夜間頻尿の原因として，①膀胱容量の減少，②多尿，③夜間多尿，④睡眠障害，⑤心因性などを鑑別するための有用な情報を得ることができる[1,2]．

排尿日誌（bladder diary）として，排尿時刻と排尿量以外に，尿失禁，尿意切迫感などの症状や，水分摂取量などを記載することによって，より詳細な情報を得ることができる．排尿日誌の実施期間については，1日のみの記録については議論があるが[3,4]，連続した3日間と7日間の結果はよく相関する[5]．日本排尿機能学会では，2日間以上の記録を推奨している（日本排尿機能学会ホームページ参照: http://japanese-continence-society.kenkyuukai.jp/special/?id=15894）．

パーキンソン病（Parkinson's disease: PD）では，蓄尿症状が主な症状である[6]．最も頻度が多いのは夜間頻尿（>60％）であり，尿意切迫感や頻尿が続いて多い[7-11]．尿失禁も20％以上に認められる[12]．PD患者における夜間頻尿の要因としては，膀胱容量の減少（排尿筋過活動）に加えて，睡眠障害が高率に認められることが知られている[13]．また，夜間多尿が関与している可能性もある[14]．

したがって，PD患者における頻尿や夜間頻尿の原因を鑑別するためには，排尿日誌が重要と考えられる．

● 参考文献

1) 日本排尿機能学会 過活動膀胱診療ガイドライン作成委員会，編．過活動膀胱診療ガイドライン［第2版］．東京：リッチヒルメディカル；2015．
2) 日本排尿機能学会 夜間頻尿診療ガイドライン作成委員会，編．夜間頻尿診療ガイドライン．東京：Blackwell Publishing；2009．
3) van Melick HH, Gisolf KW, Eckhardt MD, et al. One 24-hour frequency-volume chart in a woman with objective urinary motor urge incontinence is sufficient. Urology. 2001; 58: 188-92.
4) Yap TL, Cromwell DA, Brown C, et al. The reliability of the frequency-volume chart in assessing lower urinary tract symptoms. BJU Int. 2007; 100: 111-5.
5) Yap TL, Cromwell DA, Emberton M. A systemic review of the reliability of frequency-

volume charts in urological research and its implications for the optimum chart duration. BJU Int. 2007; 99: 9-16.
6) Araki I, Kuno S: Assessment of voiding dysfunction in Parkinson's disease by the International Prostate Symptom Score. J Neurol Neurosurg Psychiatry. 2000; 68: 429-33.
7) Campos-Sousa RN, Quagliato E, da Silva BB, et al. Urinary symptoms in Parkinson's disease: prevalence and associated factors. Arq Neuropsiquiatr. 2003; 61: 359-63.
8) Winge K, Skau AM, Stimpel H, et al. Prevalence of bladder dysfunction in Parkinson's disease. Neurourol Urodyn. 2006; 25: 116-22.
9) Sakakibara R, Shinotoh H, Uchiyama T, et al. Questionnaire-based assessment of pelvic organ dysfunction in Parkinson's disease. Auton Neurosci. 2001; 17: 92: 76-85.
10) Ragab MM, Mohammed ES. Idiopathic Parkinson's disease patients at the urologic clinic. Neurourol Urodyn. 2011; 30: 1258-61.
11) Campeau L, Soler R, Andersson KE. Bladder dysfunction and parkinsonism: current pathophysiological understanding and management strategies. Curr Urol Rep. 2011; 12: 396-403.
12) Wüllner U, Schmitz-Hübsch T, Antony G, et al. Autonomic dysfunction in 3414 Parkinson's disease patients enrolled in the German Network on Parkinson's disease (KNP e. V.): the effect of ageing. Eur J Neurol. 2007; 14: 1405-8.
13) Bruin VM, Bittencourt LR, Tufik S. Sleep-wake disturbances in Parkinson's disease: current evidence regarding diagnostic and therapeutic decisions. Eur Neurol. 2012; 67: 257-67.
14) Suchowersky O, Furtado S, Rohs G. Beneficial effect of intranasal desmopressin for nocturnal polyuria in Parkinson's disease. Mov Disord. 1995; 10: 337-40.

CQ 4 パーキンソン病の下部尿路機能障害の診療において，認知機能の評価は推奨されるか．

Answer

パーキンソン病（Parkinson's disease: PD）患者の約30％は，運動障害とともに，認知機能の変化をきたすことが知られている．一方，下部尿路症状の治療薬の中で，過活動膀胱治療薬である抗コリン薬は，中枢に移行すると，認知機能の変化を増悪させる懸念が指摘されている．これらのことから，PDの下部尿路症状の診療において，認知機能の評価を行ってもよいと思われる．

【推奨グレードC1】

解説

　パーキンソン病（Parkinson's disease: PD）患者の30～50％は，運動障害とともに，前頭葉遂行機能低下を中心とした認知機能の変化をきたすことが知られるようになってきた[1]．前頭葉遂行機能低下とは，判断や切り替えができず，物事にこだわり頑固になったり，一つのことに熱中すると他からの刺激に反応できず，ぼーっとしてみえるなどを含む障害である．一方，PDとは異なるが，PDの関連疾患として，レビー小体型認知症（dementia with Lewy bodies: DLB）が知られるようになってきた[2]．DLBとは，PDでみられるレビー小体が大脳皮質に広がった疾患である．この疾患は，変動する広汎な認知機能の低下と，視覚性幻覚を特徴とし，アルツハイマー病とともに認知症の原因として注目されている．PDの認知機能の変化と下部尿路症状との間には，以下に述べるような関連がある．

　1つ目は，認知機能の変化は，一旦進行すると，機能性尿失禁が下部尿路症状に重畳する．これは，トイレで排泄する意志がないまたは合併する歩行障害などのために失禁してしまうものである[3,4]．

　2つ目は，認知機能の変化のあるPD患者の下部尿路機能障害（排尿筋過活動が主体）は，それがないPD患者と比べて，程度が高度であることが知られている[5]．その理由は十分に明らかでないが，認知機能の変化のあるPD患者では，その病変が，黒質基底核系とともに，排尿の中枢制御に関わる前頭葉にもみられることが知られている[5]．

　3つ目は，認知症治療薬の，下部尿路機能に対する影響である．認知機能の変化のあるPD患者は，認知症治療薬をすでに内服している場合がある．認知症治療薬は，大きく中枢コリン系薬（ドネペジルなど）と中枢グルタミン酸受容体阻害薬（メマンチン）に分けられる．中枢コリン系薬の下部尿路に対する影響は，まだ結論がでていない．ドネペジルにより尿失禁が出現したという報告[6]がある一方，有意差はなかったものの排尿筋過活動の圧を上昇させ，同時に膀胱容量を増加させたという報告がある[7]．メマンチンのヒトの下部尿路機能についての報告はまだなく，今後の検討が待たれる．これらのことからPD患者の下部尿路症状の診療において，MMSEなどを用いた認知機能の評価を行ってもよいと思われる．

●参考文献

1) Emre M, Aarsland D, Brown R, et al. Clinical diagnostic criteria for dementia associated with Parkinson's disease. Mov Disord. 2007; 22: 1689-707.（II）
2) McKeith IG. Consensus guidelines for the clinical and pathologic diagnosis of dementia with Lewy bodies（DLB）: report of the Consortium on DLB International Workshop. J Alzheimers Dis. 2006; 9（3 Suppl）: 417-23.（II）
3) 榊原隆次, 編. 特集 認知症と排尿障害. 排尿障害プラクティス. 2014; 22（10月号, No. 3）.（総説）
4) Sakakibara R, Uchiyama T, Yamanishi T, et al. Dementia and lower urinary dysfunction: with a reference to anticholinergic use in elderly population. Int J Urol. 2008; 15: 778-88.（総説）
5) Tateno F, Sakakibara R, Ogata T, et al. Lower urinary tract function in dementia with Lewy bodies（DLB）. Mov Disord. 2015; 30: 411-5.（III）
6) Hashimoto M, Imamura T, Tanimukai S, et al. Urinary incontinence: an unrecognised adverse effect with donepezil. Lancet. 2000; 356: 568.（III）
7) Sakakibara R, Uchiyama T, Yoshiyama M, et al. Preliminary communication: urodynamic assessment of donepezil hydrochloride in patients with Alzheimer's disease. Neurourol Urodyn. 2005; 24: 273-5.（III）

MMSE (Mini Mental State Examination)

検査に必要なもの：B5/A4白紙1枚・鉛筆・腕時計。　　検査者名：_____　　得点 ／30

検査日時	年　　月　　日（　曜日）　時頃	所要時間	分
受検者名	男・女	年齢	歳
生年月日	年　　月　　日　　実施場所		
その他	＜受検態度＞積極的・嫌々・元々の意欲が少ない　＜直近のストレス＞有（親近者の喪失、転居等）・無		

認知能力	質問内容	回答内容	得点	
時間見当識	今年は何年ですか？　西暦か、年号（元号）で答えてください。	年	1・0	
	今日は何月・何日ですか？	月	1・0	
		日	1・0	
	今日は何曜日ですか？	曜日	1・0	
	今の季節は何ですか？（春夏秋冬。または二十四節気での回答）		1・0	／5
場所見当識	ここはどこですか？（ここの建物の名前を言ってください）		1・0	
	ここは何階ですか？		1・0	
	ここは何市（区・郡）ですか？		1・0	
	ここは都道府県で言うと何ですか？		1・0	
	ここは何地方ですか？（正答例：関東地方）		1・0	／5
即時再生	いまから私が言う言葉を覚えて、繰り返し言ってください。	あひる	1・0	
	「あひる」「みかん」「ゆびわ」	みかん	1・0	
	1秒1単語。採点は1回目で。3つを覚えるまで繰り返す（6回まで）	ゆびわ	1・0	／3
計算／注意	100から7ずつ引き算をしてください。	（　）（　）		
	正答：93・86・79・72・65　（5回まで）	（　）（　）		
	答えが止まったら、「それから？」と促す。	（　）		／5
遅延再生	さきほど私が言った3つの言葉を言ってください。	（　）		
		（　）		
		（　）		／3
物品呼称	（ひとつずつ物品を見せて）これは何ですか？	時計	1・0	
	「時計」「鉛筆」	鉛筆	1・0	／2
復唱	私が言う言葉を繰り返して言ってください。			
	「みんなで力を合わせて綱を引きます」			／1
聴理解	（机に白紙を置いて）私が言う通りにしてください。	右手で取る	1・0	
	「この紙を右手で取って、半分に折りたたんで、私にください。」	半分にする	1・0	
		手渡す	1・0	／3
読解	（文章を見せて）この通りにしてください。（用紙上部を➡印に合わせて、三つ折りに）			
	実際に目を閉じれば正答。			／1
書字	ここに文章を書いてください。どんな文章でも構いません。			
	書き出せない場合「普段何してますか？」と指示しても良い。名詞のみは誤答。			／1
構成	この図形をそのまま書き写してください。			
	それぞれの図形の角が5個の5角形で、1つの角同士が交差していれば正答。			／1

目を閉じてください。

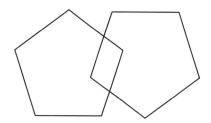

CQ 5 パーキンソン病の下部尿路機能障害の診療において，残尿測定は推奨されるか．

Answer パーキンソン病の下部尿路症状の診療に残尿測定は推奨される．神経変性疾患の中では，特に多系統萎縮症との鑑別において，残尿測定は推奨される． 【推奨グレード A】

解説

　下部尿路症状を訴えるパーキンソン病（Parkinson's disease: PD）患者の残尿測定に関しては，大規模な前向き臨床研究の報告はないものの，後ろ向きケースシリーズにおいて，その有用性を示唆する報告がいくつかみられる．

　残尿量と PD の重症度との関連については結論が出ていないが[1-3]，重症度との相関を示唆する報告がある[1]．排尿筋低活動を除いた PD 患者（n=59）の尿流動態検査所見上，PD の重症度と有意な相関を示したのは残尿量のみであり，平均残尿量は軽症患者（Hohen-Yahr の重症度ステージ 1-2）で 14 mL，中等症患者（同重症度ステージ 3）で 20 mL，重症患者（同重症度ステージ 4-5）で 57 mL であった[1]．残尿量と排尿筋低活動（Watts factor<10）との間に有意な相関が認められ，疾患の進行による排尿筋収縮障害の評価として残尿測定は推奨しうるとする報告もある[4]．PD では排尿筋低活動あるいは無収縮を 16% に，排尿筋過活動と排尿筋低活動の合併を 9% に認めるとされる[1]．未治療 PD に限ると，排尿筋低活動は 50%，非弛緩性尿道括約筋閉塞は 8%，膀胱出口部閉塞は 16% と，排尿機能障害が高頻度に認められる[5]．これらの排尿機能障害は下部尿路症状から明らかなものばかりではなく，PD においては残尿測定による排尿機能障害のスクリーニングは必須といえる．

　PD との鑑別が問題となる疾患として多系統萎縮症があるが，その鑑別上，100 mL を超える残尿が多系統萎縮症を示唆する指標の一つになると報告されている[6]．Sakakibara らの報告によれば，ビデオ尿流動態検査上，平均残尿量と 100 mL を超える残尿を有する患者の割合は，PD（n=21）でそれぞれ 18 mL，0%，多系統萎縮症（n=15）で 128 mL，47% であり，いずれも多系統萎縮症で有意に多かった．Kim らも PD 390 例，多系統萎縮症 191 例を対象とした検討で，残尿量は多系統萎縮症患者で有意に高値であったと報告している（平均残尿量：78.0 mL vs. 144.8 mL）[7]．女性に限定しても結果は同様であった（75.0 mL vs. 125.8 mL）．以上のことから，PD と多系統萎縮症との鑑別において残尿測定は有用であると考えられる．

　なお，認知機能障害をきたす大脳疾患という観点では，PD（n=15），レビー小体型認知症（n=15），アルツハイマー型認知症（n=16）との間で平均残尿量に有意差は認められないとされ（45 mL vs. 46 mL vs. 36 mL）[8]，これらの疾患の鑑別に残尿測定は有用といえない．

　PD の好発年齢は，男性では前立腺肥大症，女性では骨盤臓器脱といった排尿機能障

害をきたす疾患の好発年齢とオーバーラップし，これらの疾患による排尿機能障害が下部尿路症状の主因の場合もある[9]．このため，これらの疾患による排尿障害の鑑別の一環としても，残尿測定は必要となる．

以上のことから，下部尿路症状を有するPD患者において，残尿測定は基本評価として推奨される．なお，残尿測定の方法としては，超音波検査によって非侵襲的に計測することが一般的である（図1）．

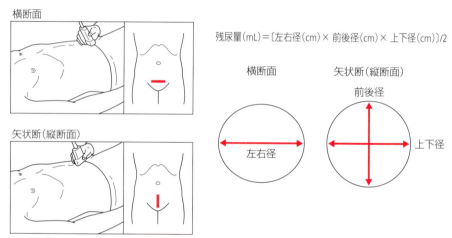

図1 残尿測定（日本排尿機能学会過活動膀胱診療ガイドライン作成委員会編．過活動膀胱診療ガイドライン 第2版．リッチヒルメディカル；東京．2015．図4より改変）

● 参考文献

1) Araki I, Kitahara M, Oida T, et al. Voiding dysfunction and Parkinson's disease: urodynamic abnormalities and urinary symptoms. J Urol. 2000; 164: 1640-3.
2) Winge K, Nielsen KK. Bladder dysfunction in advanced Parkinson's disease. Neurourol Urodyn. 2012; 31: 1279-83.
3) Maged M, Ragab MM, Mohammed ES. Idiopathic Parkinson's disease patients at the urologic clinic. Neurourol Urodyn. 2011; 30: 1258-61.
4) Liu Z, Uchiyama T, Sakakibara R, et al. Underactive and overactive bladders are related to motor function and quality of life in Parkinson's disease. Int Urol Nephrol. 2015; 47: 751-7.
5) Uchiyama T, Sakakibara R, Yamamoto T, et al. Urinary dysfunction in early and untreated Parkinson's disease. J Neurol Neurosurg Psychiatry. 2011; 82: 1382-6.
6) Sakakibara R, Hattori T, Uchiyama T, et al. Videourodynamic and sphincter motor unit potential analyses in Parkinson's disease and multiple system atrophy. J Neurol Neurosurg Psychiatry. 2001; 71: 600-6.
7) Kim M, Jung JH, Park J, et al. SEOUL (Seoul National University Experts Of Urodynamics Leading) Study Group. Impaired detrusor contractility is the pathognomonic urodynamic finding of multiple system atrophy compared to idiopathic Parkinson's disease. Parkinsonism and Related Disorders. 2015; 21: 205e210.
8) Ransmayr GN, Holliger S, Schletterer K, et al. Lower urinary tract symptoms in dementia with Lewy bodies, Parkinson disease, and Alzheimer disease. Neurology. 2008; 70: 299-303.
9) Badri AV, Purohit RS, Skenazy J, et al. A review of lower urinary tract symptoms in patients with Parkinson's disease. Curr Urol Rep. 2015; 15: 435. DOI 10.1007/s11934-014-0435-0.

CQ 6 パーキンソン病の下部尿路機能障害の診療において，尿流動態検査は推奨されるか．

Answer

非侵襲的な尿流測定や残尿測定は基本的評価として推奨される．　【推奨グレード A】

カテーテル操作を伴う侵襲的な尿流動態検査は基本評価には必須の検査ではない．
　【推奨グレード C2】

排尿機能障害の合併など病態が複雑な場合や侵襲的な治療を考慮する場合には，カテーテル操作を含む尿流動態検査を行うことが望ましい．　【推奨グレード A】

解説

パーキンソン病（Parkinson's disease: PD）患者においては，尿意（膀胱知覚）の亢進した排尿筋過活動が最も多くみられる異常である（37～90％）[1-5]．そのほか，収縮不全を伴う排尿筋過活動（detrusor hyperreflexia with impaired contractile function: DHIC）を認め（9～18％），一部の症例では排尿筋低活動を呈する可能性がある[4-6]．PD 病期の進行に伴って尿流動態検査上の異常所見は増加する[3,4]．

排尿時の括約筋弛緩が遅れる，delayed or incomplete pelvic floor relaxation（いわゆる sphincter bradykinesia）という病態が知られている（11～36.7％）[2,4]が，100 mL 以上の残尿を認めることは稀である．また，原則として排尿筋・外括約筋協調不全（detrusor-sphincter dyssynergia: DSD）を認めない[1,7]．したがって，多量の残尿を認めた場合には，多系統萎縮症などの他のパーキンソン症候群との鑑別が必要であろう[4,7,8]．

PD の下部尿路機能障害の診療において，尿流動態検査が必要かどうかを検討したエビデンスの高い論文はない．しかし，簡便で非侵襲な尿流測定や残尿測定は，排尿機能障害の有無を確認するために治療前に推奨される[9]．PD の下部尿路機能障害についてのこれまでの知見から，蓄尿症状が主な症状で明らかな排尿機能障害がなければ，侵襲的な尿流動態検査は省略して，排尿筋過活動を想定した治療が開始されることが多い．排尿機能障害の合併など病態が複雑な場合や侵襲的な治療を考慮する場合（下記①～⑤）には，尿流動態検査が推奨される[9]．

①多量の残尿を認める場合．
②行動療法・内服治療などの保存的治療が無効で，より侵襲的な治療を考慮する場合．
③下部尿路疾患（前立腺肥大症，腹圧性尿失禁など）の併存が疑われ，併存疾患に対して侵襲的治療を考慮する場合．
④排尿機能障害の存在が疑われるが，その原因が明らかでない場合．
⑤下部尿路の手術既往がある場合．

● **参考文献**

1) Pavlakis AJ, Siroky MB, Goldstein I, et al. Neurourological findings in Parkinson's disease. J Urol. 1983; 129: 80-3.
2) Berger Y, Blaivas JG, DeLaRocha ER, et al. Urodynamic findings in Parkinson's disease. J Urol. 1987; 138: 836-8.
3) Stocchi F, Carbone A, Inghilleri M, et al. Urodynamic and neurophysiological evaluation in Parkinson's disease and multiple system atrophy. J Neurol Neurosurg Psychiatry. 1997; 62: 507-11.
4) Araki I, Kitahara M, Oida T, et al. Voiding dysfunction and Parkinson's disease: urodynamic abnormalities and urinary symptoms. J Urol. 2000; 164: 1640-3.
5) Ragab MM, Mohammed ES. Idiopathic Parkinson's disease patients at the urologic clinic. Neurourol Urodyn. 2011; 30: 1258-61.
6) Yamamoto T, Sakakibara R, Uchiyama T, et al. Neurological diseases that cause detrusor hyperactivity with impaired contractile function. Neurourol Urodyn. 2006; 25: 356-60.
7) Sakakibara R, Hattori T, Uchiyama T, et al. Videourodynamic and sphincter motor unit potential analyses in Parkinson's disease and multiple system atrophy. J Neurol Neurosurg Psychiatry. 2001; 71: 600-6.
8) Sakakibara R, Tateno F, Nagao T, et al. Bladder function of patients with Parkinson's disease. Int J Urol. 2014; 21: 638-46.
9) Winters JC, Dmochowski RR, Goldman HB, et al. American Urological Association; Society of Urodynamics, Female Pelvic Medicine & Urogenital Reconstruction. Urodynamic studies in adults: AUA/SUFU guideline. J Urol. 2012; 188 (6 Suppl): 2464-72.

CQ 7 パーキンソン病の運動障害に対する治療薬によって，下部尿路機能障害は改善するか．

Answer　パーキンソン病（Parkinson's disease: PD）治療薬には，L-ドパ，ドパミンアゴニスト，中枢性抗コリン薬，その他の薬剤がある．このうち L-ドパについては，下部尿路症状（過活動膀胱が主体）に対して，増悪と軽快の両方が報告され，結論が出ていない．ドパミンアゴニストについては L-ドパよりさらに報告が少なく，中枢性抗コリン薬については報告がない．このため，未治療 PD 患者の診療においては，まず L-ドパなどで運動障害とともに下部尿路機能障害が改善するかについて，経過をみるのもよいと思われる．その後，下部尿路機能障害の改善が十分でない場合，過活動膀胱症状が主体であれば，末梢性抗コリン薬などの過活動膀胱治療薬を開始する．　【推奨グレード保留】

解説　L-ドパはドパミンの前駆体で，中枢神経内でドパミンに変換される．末梢での代謝を抑えるために，ドパ脱炭酸酵素阻害薬である carbidopa/benserazide との合剤として使用するのが一般的である．ドパミン受容体には D1 様受容体と D2 受容体とがあり，ドパミンは D2 受容体にやや優位に働くことが知られている．L-ドパは，パーキンソン病（Parkinson's disease: PD）の下部尿路機能に対して影響を及ぼすことが報告されている[1-4]．L-ドパ 100～250 mg の単回投与の短期効果についてみると，投与前と比較して，投与 1 時間後，蓄尿期の膀胱容量が減少し，排尿筋過活動が増悪する．同時に，排出期の排尿筋収縮が増強し，排尿効率（残尿量/膀胱容量）が改善すると報告されている[1-4]．この短期効果は，PD の未治療群，治療安定群，wearing-off 群で同様に観察されている[1]．一方，L-ドパ 150～450 mg の投与 2～3 カ月後の長期効果については，排尿筋過活動および過活動膀胱症状の改善[3,5]が報告されている．このように L-ドパの下部尿路機能への影響については，短期効果と長期効果との間に解離がみられ，結論が出ていない（コラム③参照）．ドパミンアゴニストの下部尿路機能障害に対する影響については，L-ドパよりさらに報告が少ない．このうち，ペルゴリド（D2 受容体やや優位）[6]，ブロモクリプチン（D2 受容体選択的刺激薬）の短期効果については，上述の L-ドパと同様であった[7]．

　L-ドパについては，患者を数週毎に外来で診察する場合，上記の長期効果（排尿筋過活動および過活動膀胱症状の改善）が得られる可能性がある．これらのことから，未治療 PD 患者の下部尿路症状の診療においては，まず L-ドパなどで運動症状と共に下部尿路症状が改善するかについて，経過をみるのもよいと思われる．その後，下部尿路機能障害の改善が十分でない場合，過活動膀胱症状が主体の場合は，末梢性抗コリン薬などの過活動膀胱治療薬を開始する．

　中枢神経では，ドパミン神経とコリン神経が拮抗していると考えられており，トリヘ

キシフェニジルなどの中枢性抗コリン薬で，PDの運動症状が軽度改善することが知られている．これらの中枢性抗コリン薬の下部尿路機能に対する影響については報告がない．アセチルコリンは副交感神経の伝達物質であり，末梢レベルでは強力な膀胱収縮作用を有する．一方，大脳レベルにおけるムスカリン性アセチルコリン受容体の作用は，膀胱抑制的と報告されている．一方，アルツハイマー型認知症治療薬である中枢性コリンエステラーゼ阻害薬のドネペジルは，アルツハイマー病患者の膀胱容量を，おそらく大脳レベルで軽度増加させることが報告されている[8]．トリヘキシフェニジルなどの中枢性抗コリン薬は，末梢レベルでは膀胱抑制的に，大脳レベルでは膀胱促進的に働く可能性があるが，現時点では報告がなく，今後の検討が待たれる．

● 参考文献

1) Uchiyama T, Sakakibara R, Hattori T, et al. Short-term effect of a single levodopa dose on micturition disturbance in Parkinson's disease patients with the wearing-off phenomenon. Mov Disord. 2003; 18: 573-8.（III）
2) Brusa L, Petta F, Pisani A, et al. Central acute D2 stimulation worsens bladder function in patients with mild Parkinson's disease. J Urol. 2006; 175: 202-6; discussion 206-7.（III）
3) Brusa L, Petta F, Pisani A, et al. Acute vs chronic effects of l-dopa on bladder function in patients with mild Parkinson disease. Neurology. 2007; 68: 1455-9.（III）
4) Winge K, Werdelin LM, Nielsen KK, et al. Effects of dopaminergic treatment on bladder function in Parkinson's disease. Neurourol Urodyn. 2004; 23: 689-96.（III）
5) 榊原隆次, 内山智之, 服部孝道, 他. Parkinson病の排尿障害に対するlevodopaの効果. 第9回カテコールアミンと神経疾患研究会, 東京, 2001.（IV）
6) Uchiyama T, Sakakibara R, Hattori T, et al. Effects of pergolide on micturition disturbance in patients with Parkinson's disease. International continence society 31st annual meeting, Soul, 2001.（IV）
7) Uchiyama T, Sakakibara R, Yamamoto T, et al. Comparing bromocriptine effects with levodopa effects on bladder function in Parkinson's disease. Mov Disord. 2009; 24: 2386-90.（III）
8) Sakakibara R, Uchiyama T, Yoshiyama M, et al. Preliminary communication: urodynamic assessment of donepezil hydrochloride in patients with Alzheimer's disease. Neurourol Urodyn. 2005; 24: 273-5.（III）

CQ 8 過活動膀胱を合併したパーキンソン病に対し，末梢性抗コリン薬は推奨されるか．

Answer 過活動膀胱（overactive bladder: OAB）症状に対して，末梢性抗コリン薬は有効である．末梢性抗コリン薬の中で，従来使用されてきたオキシブチニン，プロピベリンは，神経因性膀胱を対象とし尿流動態検査に基づいた無作為二重盲検試験（randomized controlled test: RCT）の結果が報告されている．一方，それ以降に開発されたOAB治療薬では，対象を神経因性膀胱に限っておらず，OABを対象としたRCTとなっている．末梢性抗コリン薬の副作用として，口内乾燥，便秘，残尿増加などが報告されている．さらに，パーキンソン病においては，末梢性抗コリン薬投与により認知機能障害が出現したり，運動機能が変化することが少数報告されているので注意して使用することが推奨される．

【推奨グレード B】

解説 　パーキンソン病（Parkinson's disease: PD）の運動障害に対する治療として，抗パーキンソン病薬が第一選択として使用される．過活動膀胱（overactive bladder: OAB）を伴ったPDに対し，抗パーキンソン病薬でOABの改善が得られない場合，OAB治療薬としての末梢性抗コリン薬が使用される．しかし，無作為二重盲検試験（randomized controlled test: RCT）によるOAB介入研究の中で，PD患者に特化した研究は，まだほとんど行われていない．

　従来使用されてきたオキシブチニン，プロピベリンの第Ⅱ・Ⅲ相，国内長期試験では，脳疾患（PDが含まれていたかは記載がない），脊髄疾患に基づく神経因性膀胱を対象とし，尿流動態検査に基づいたRCTの結果（排尿筋過活動の有意な改善など）が報告されている[1,2]．それ以降に開発された抗コリン薬（トルテロジン，ソリフェナシン，イミダフェナシン，フェソテロジン，およびオキシブチニン皮膚貼付剤）の第Ⅱ・Ⅲ相，国内長期試験は，OABを対象としたRCTとなっている．その対象は，神経因性膀胱を除外したもの，神経因性膀胱を含んでいるもの，その記載がないものなど様々であった[3-6]．すなわち，PD患者のみを対象としたRCTによって有効性を検討した報告はみられなかった．

　しかしながら，PDの主たる下部尿路症状はOABであり，有意な残尿を認めない場合が多いので，PDに伴うOABに対しては，その他のOABと同様に抗コリン薬が有効である可能性は高いと考えられる[7]．

　神経因性排尿筋過活動（PDが含まれているかについては不明）に対する，オキシブチニンとプロピベリンのRCTがあり，効果は同等であったが後者で有害事象が少なかったと報告された[8]．またRCTではないが，成人神経因性排尿筋過活動に対する，トルテロジンの尿流動態検査における有効性を検討した報告が1編あり，トルテロジンが成人

神経因性排尿筋過活動に対して有効と報告された[9]．

　抗コリン薬の一般的な副作用として，口内乾燥，便秘，残尿増加などが報告されている．また認知機能への影響については，PDの4例にオキシブチニンを投与したところ認知機能障害が出現し，薬剤投与中止によって認知機能障害が改善したという報告がある[10]．

　OABに使用されている末梢性抗コリン薬の中で，トルテロジン，フェソテロジン，ソリフェナシン，イミダフェナシンについては，運動機能への影響の報告はみられなかった．しかし，プロピベリンで，パーキンソン症候群の発症・増悪（小刻み歩行による歩行障害と四肢，体幹の無動）の報告があり[11-13]，注意が必要である．

● 参考文献

1) 小柳知彦, 丸 彰夫, 谷口光太郎, 他. 神経因性膀胱, 不安定膀胱に対する塩酸オキシブチニン（KL007錠）の臨床評価―プラセボとの二重群間比較試験―. 西日泌尿. 1986; 48: 21-42.（I）
2) 高安久雄, 上野 精, 土田正義, 他. 頻尿・尿失禁に対する塩酸プロピベリン（P-4）の臨床評価. プラセボを対照薬とした二重盲検比較試験. 医学のあゆみ. 1990; 153: 459-71.（I）
3) 山口 脩, 丸井英二, 柿崎秀宏, 他. コハク酸ソリフェナシン臨床第Ⅱ相試験―容量設定試験―. JPN Pharmacol Ther（薬理と治療）. 2006; 34: suppl S47-68.
4) Yamaguchi O, Marui E, Kakizaki H, et al; Japanese Solifenacin Study Group. Randomized, double-blind, placebo- and propiverine-controlled trial of the once-daily antimuscarinic agent solifenacin in Japanese patients with overactive bladder. BJU Int. 2007; 100: 579-87.
5) Homma Y, Yamaguchi O; Imidafenacin Study Group. A randomized, double-blind, placebo- and propiverine-controlled trial of the novel antimuscarinic agent imidafenacin in Japanese patients with overactive bladder. Int J Urol. 2009; 16: 499-506.
6) Homma Y, Yamaguchi T, Yamaguchi O. A randomized, double-blind, placebo-controlled phase Ⅱ dose-finding study of the novel anti-muscarinic agent imidafenacin in Japanese patients with overactive bladder. Int J Urol. 2008; 15: 809-15.
7) 日本排尿機能学会　過活動膀胱診療ガイドライン作成委員会, 編. 過活動膀胱診療ガイドライン［第2版］. 東京: リッチヒルメディカル; 2015.［総説］
8) Stöhrer M, Mürtz G, Kramer G, et al; Propiverine Investigator Group. Propiverine compared to oxybutynin in neurogenic detrusor overactivity-results of a randomized, double-blind, multicenter clinical study. Eur Urol. 2007; 51: 235-42.（Ⅱ）
9) Watanabe M, Yamanishi T, Honda M, et al. Efficacy of tolterodine ER for the treatment of neurogenic detrusor overactivity and/or low compliance bladder. Int J Urol. 2010; 17: 931-6.（Ⅳ）
10) Donnellan CA, Fook L, McDonald P, et al. Oxybutynin and cognitive dysfunction. BMJ. 1997; 315: 1363-4.（Ⅴ）
11) 杉山 有. 塩酸プロピベリンにより発症もしくは増悪したパーキンソニズムの3例. 臨床神経. 1997; 37: 873-5.（Ⅴ）
12) Matsuo H, Matsui A, Nasu R, et al. Propiverine-induced Parkinsonism: a case report and a pharmacokinetic/pharmacodynamic study in mice. Pharm Res. 2000; 17: 565-71.（Ⅴ）
13) Kishore A, Snow BJ. Drug management of Parkinson's disease. Can Fam Physician. 1996; 42: 946-52.（Ⅴ）

CQ 9 過活動膀胱を合併したパーキンソン病に対し，β_3アドレナリン受容体作動薬は推奨されるか．

Answer 現時点でパーキンソン病（Parkinson's disease：PD）患者に限定した報告は多くないが，膀胱平滑筋の弛緩に関与する β_3 アドレナリン受容体作動薬は，PD 患者における神経因性過活動膀胱症状を改善させる可能性があると考えられる． 【推奨グレード C1】

解説　選択的 β_3 アドレナリン受容体（adrenergic receptor：AR）作動薬は，膀胱平滑筋の弛緩を受けもつ β 受容体の大部分を占める β_3AR[1-3]を刺激することにより，膀胱を弛緩させる．選択的 β_3AR 作動薬は，過活動膀胱（overactive bladder：OAB）患者に対して有効性が示されており，中枢神経系を含めた副作用の少なさから，抗コリン薬とともに，一次選択薬と位置づけられている[4,5]．そのため，OAB の一般的治療に準じて，現時点では，β_3AR 作動薬のパーキンソン病（Parkinson's disease：PD）患者に特化した研究は行われていない．一方，少数例かつ経過観察期間が短期間ではあるが，脊髄障害や二分脊椎，子宮頸癌手術後の神経因性膀胱に対する後ろ向き検討では[6,7]，β_3AR 作動薬による排尿筋過活動や膀胱コンプライアンスの改善効果が報告されている．以上のことから，β_3AR 作動薬は，抗コリン薬と同様に（CQ 8 参照），OAB を伴った PD 患者に対して，OAB 症状を改善させる可能性があると考えられる．

　副作用については，β_3AR 作動薬の副作用はプラセボと同程度[8]であることから，少なくとも抗コリン薬と同等に使用しやすいと考えられる．一方，本薬剤で危惧される循環器への影響については，国内外の第Ⅲ相試験[4,9,10]において，高血圧，不整脈などはプラセボと差がなかった．さらに，ラットにおいて生殖器系への影響が認められたことから，生殖可能な年齢の患者への投与は，できる限り避けるよう注意されている．下部尿路症状および膀胱出口部閉塞を有する男性患者では尿流動態検査が行われ[11]，収縮の程度に影響を与えないことが報告されている．しかし，PD のなかには収縮力の弱い患者もいるため，注意を要する．

●参考文献

1) Igawa Y, Yamazaki Y, Takeda H, et al. Functional and molecular biological evidence for a possible β3-adrenoceptor in the human detrusor muscle. Br J Pharmacol. 1999; 126: 819-25. [IV]
2) Takeda M, Obara K, Mizusawa T, et al. Evidence for β3-adrenoceptor subtypes in relaxation of the human urinary bladder detrusor: analysis by molecular biological and pharmacological methods. J Pharmacol Exp Ther. 1999; 288: 1367-73. [IV]
3) Fujimura T, Tamura K, Tsutsumi T, et al. Expression and possible functional role of the β3-adrenoceptor in human and rat detrusor muscle. J Urol. 1999; 161: 680-5. [IV]
4) Yamaguchi O, Marui E, Kakizaki H, et al. Phase Ⅲ, randomised, double-blind, placebo-

controlled study of the β3-adrenoceptor agonist mirabegron, 50 mg once daily, in Japanese patients with overactive bladder. BJU Int. 2014; 113: 951-60. [II]

5) 日本排尿機能学会　過活動膀胱診療ガイドライン作成委員会, 編. 過活動膀胱診療ガイドライン [第2版]. 東京: リッチヒルメディカル; 2015. [ガイドライン].

6) 小林　進, 橋爪和純, 北　雅史, 他. 抗コリン薬抵抗性の神経因性膀胱に対するミラベグロンの併用効果　ビデオウロダイナミクスを用いた検討. 泌尿器科紀要. 2015; 61(1): 7-11. [IV]

7) Wöllner J, Pannek J. Initial experience with the treatment of neurogenic detrusor overactivity with a new β-3 agonist (mirabegron) in patients with spinal cord injury. Spinal Cord. 2016; 54: 78-82. [IV]

8) Khullar V, Amarenco G, Angulo JC, et al. Efficacy and tolerability of mirabegron, a β3-adrenoceptor agonist, in patients with overactive bladder: results from a randomised European-Australian phase 3 trial. Eur Urol. 2013; 63: 283-95. [II]

9) Nitti VW, Auerbach S, Martin N, et al. Results of a randomized phase III trial of mirabegron in patients with overactive bladder. J Urol. 2013; 189: 1388-95. [II]

10) Herschorn S, Barkin J, Castro-Diaz D, et al. A phase III, randomized, double-blind, parallel-group, placebo-controlled, multicentre study to assess the efficacy and safety of the β3 adrenoceptor agonist, mirabegron, in patients with symptoms of overactive bladder. Urology 2013; 82: 313-20. [II]

11) Nitti VW, Rosenberg S, Mitcheson DH, et al. Urodynamics and safety of the β3-adrenoceptor agonist mirabegron in males with lower urinary tract symptoms and bladder outlet obstruction. J Urol 2013; 190: 1320-7. [III]

CQ 10 過活動膀胱を合併したパーキンソン病に対し，ボツリヌス毒素膀胱壁内注入療法は推奨されるか．

Answer 海外では，ボツリヌス毒素の膀胱壁内注入療法の有用性や安全性について，エビデンスが蓄積されているが，本邦においては現在のところ，実地臨床での使用は可能になっていない．
【推奨グレード保留】

解説

ボツリヌス毒素膀胱壁内注入療法は，化学的な除神経作用により，コリン作動性神経からのアセチルコリンの放出抑制や求心性神経に対する作用を有することが示されている．すでに有用性や安全性についてはエビデンスが蓄積されており，内服治療に対し不応性の神経因性および特発性過活動膀胱（overactive bladder: OAB）患者において有効な治療法と考えられる．海外の第Ⅲ相試験[1]は，脊髄損傷と多発性硬化症に対する神経因性排尿筋過活動に対するものであるが，有意な最大膀胱容量の増加，排尿筋過活動時の排尿筋圧の低下ならびに生活の質（quality of life: QOL）の改善が認められている．神経因性の排尿筋過活動への有効性から，同様に神経因性の排尿筋過活動が背景にあると考えられるパーキンソン病（Parkinson's disease: PD）患者においても有効である可能性がある．そして，本治療法の有効性は，PD 患者においても報告が見られている[2-5]．しかしながら現時点では，少数例でのパイロット試験が多いのが欠点である．

本治療法の最も発現頻度の高い副作用は，残尿の増加および一時的な間欠導尿（clean, intermittent self-catheterization: CIC），および無症候性尿路感染であった．CIC を要した報告は上述の 4 報告中 1 報告のみであった．残念ながら，本邦からの報告[6]は，仙骨上脊髄病変または多発性硬化症に続発した，神経因性排尿筋過活動患者 11 例を対象としたものしかみられず，PD に対する報告はみられない．今後，OAB を伴った PD 患者に対する本剤の治療について，データの蓄積が必要と考えられる．以上より，ボツリヌス毒素膀胱壁内注入療法は，効果と安全性の観点から期待がもてる治療といえる．

●参考文献

1) Ginsberg D, Gousse A, Keppenne V, et al. Phase 3 efficacy and tolerability study of onabotulinumtoxinA for urinay incontinence from neurogenic detrusor overactivity. J Urol. 2012; 187: 2131-39. [Ⅰ]
2) Giannantoni A, Rossi A, Mearini E, et al. Botulinum toxin a for overactive bladder and detrusor muscle overactivity in patients with Parkinson's disease and multiple system atrophy. J Urol. 2009; 182: 1453-7. [Ⅳ]
3) Giannantoni A, Conte A, Proietti S, et al. Botulinum toxin type a in patients with Parkinson's disease and refractory overactive bladder. J Urol. 2011; 186: 960-4. [Ⅳ]
4) Kulaksizoglu H, Parman Y. Use of botulinim toxin-A for the treatment of overactive bladder symptoms in patients with Parkinsons's disease. Parkinsonism Relat Disord. 2010;

16: 531-4. [IV]
5) Anderson RU, Orenberg EK, Glowe P. Onabotulinumtoxin A office treatment for neurogenic bladder incontinence in Parkinson's disease. Urology. 2014; 83: 22-7. [IV]
6) Hikita K, Honda M, Kawamoto B, et al. Botulinum toxin type A injection for neurogenic detrusor overactivity: clinical outcome in Japanese patients. Int J Urol. 2013; 20: 94-9（V）. [IV]

CQ 11 前立腺肥大症を合併したパーキンソン病に対し，α_1アドレナリン受容体遮断薬は推奨されるか．

Answer
起立性低血圧を伴わないパーキンソン病（Parkinson's disease: PD）患者で，前立腺肥大症を合併している場合，下部尿路選択性の高いα_1アドレナリン受容体遮断薬の投与は推奨される． 【推奨グレード B】

一方，起立性低血圧を合併している PD 患者に対しては，下部尿路選択的なα_1アドレナリン受容体遮断薬であっても慎重投与が望ましい． 【推奨グレード C1】

解説

一般的な前立腺肥大症（benign prostate hyperplasia: BPH）症例において，下部尿路選択的なα_1アドレナリン受容体遮断薬であるタムスロシン，ナフトピジル，シロドシンによって，起立性低血圧（orthostatic hypotension: OH, postural hypotension）が生じる頻度は5〜7%以下と考えられる[1,2]．このため，起立性低血圧を伴わないパーキンソン病（Parkinson's disease: PD）患者に対しても，これらの薬剤の使用は，比較的安全であると思われる．副作用が心配であれば，タムスロシンなら0.1 mg/日，ナフトピジルなら25 mg/日，シロドシンなら2 mg/日の少量から開始して，効果と副作用を観察しながら常用量まで増量することが推奨される．

Gomes ら[3]は，33例の下部尿路症状を有する男性PD患者を対象として，ドキサゾシン（尿路選択的ではないα_1アドレナリン受容体遮断薬）を12週間投与したところ，国際前立腺症状スコアが17.4から11.1に，生活の質スコアが1.8から1.0にいずれも有意な低下を示し，最大尿流量が9.2 mL/秒から11.2 mL/秒に有意な上昇を示したと報告している．ドキサゾシンの反応性の予測因子として有意であったものは神経障害の重症度であり，Unified Parkinson's Disease Rating Scale score が70未満ではα_1アドレナリン受容体遮断薬に対する反応が良好であった（相対リスク比＝3.10，95% CI＝1.15, 5.37）．

自律神経障害としての起立性低血圧（起立後3分以内で収縮期血圧が20 mmHg以上あるいは拡張期血圧が10 mmHg以上低下）は，PD症例の30〜40%に合併することが知られている[4]．多系統萎縮症での，排尿障害に対するプラゾシンとモキシシリトを用いた検討によれば，両群とも残尿量をそれぞれ38%，35%低下させたものの，起立性低血圧の頻度が24%，11%であったと報告された[5]．この起立性低血圧の数値は，使用された薬剤が下部尿路選択的なα_1アドレナリン受容体遮断薬でなかったとはいえ，BPH症例に対する臨床試験での数値よりも高いと考えられる．この結果をもとに考えると，起立性低血圧を伴うPD症例に対しては，下部尿路選択的なα_1アドレナリン受容体遮断薬であっても慎重投与が望ましいと考えられる．

●参考文献

1) Kawabe K, Yoshida M, Homma Y. Silodosin, a new alpha 1A-adrenoceptor-selective antagonist for treating benign prostatic hyperplasia: results of a phase III randomized, placebo-controlled, double-blind study in Japanese men. BJU int. 2006; 98: 1019-24. [I]
2) Masumori N. Naftopidil for the treatment of urinary symptoms in patients with benign prostatic hyperplasia. Therapeutics and Clinical Risk Management. 2011: 7; 227-38. [総説]
3) Gomes CM, Sammour ZM, Junior JDB, et al. Neurological status predicts response to alpha-blockers in men with voiding dysfunction and Parkinson's disease. Clinics. 2014: 69: 817-22. [IV]
4) Kaufmann H, Goldstein DS. Autonomic dysfunction in Parkinson disease. Handb Clin Neurol. 2013; 117: 259-78. [総説]
5) Sakakibara R, Hattori T, Uchiyama T, et al. Are alpha-blockers involved in lower urinary tract dysfunction in multiple system atrophy? A comparison of prazosin and moxisylyte. J Auton Nerv Syst. 2000: 15; 191-5. [III]

CQ 12 前立腺肥大症を合併したパーキンソン病に対し，前立腺肥大症手術は推奨されるか．

Answer 手術適応のある前立腺肥大症を合併したパーキンソン病に対して，前立腺肥大症手術は推奨される．手術を実施するに当たっては，パーキンソン症状を呈する進行性かつ下部尿路機能障害を合併する神経疾患（多系統萎縮症など）を鑑別することが必須である．このため，術前に内圧尿流検査を含む尿流動態検査を行うことが望ましい．

【推奨グレード B】

解説

パーキンソン病（Parkinson's disease: PD）に合併した前立腺肥大症（benign prostate hyperplasia: BPH）の外科的治療後には尿失禁の頻度が多いとされてきた[1]．しかし，最近，多系統萎縮症（multiple system atrophy: MSA）を除いたPD症例（n＝23，対象のHoehn-Yahrの重症度ステージの中央値は2）に対する経尿道的前立腺切除術（transurethral resection of the prostate gland: TURP）の成績を検討した報告が発表された[2]．それによれば，純粋なPD症例に合併したBPHによる膀胱出口部閉塞に対してTURPは禁忌ではなく，また術前に括約筋筋電図を含む尿流動態検査（urodynamic study: UDS）を用いてMSAを鑑別することが重要であると結論されている．この報告が少数例かつ比較的軽症のPD症例を対象としたものである点には注意が必要であるが，切迫性尿失禁を認めた症例では50％で失禁が消失，30％で改善，尿閉に対するカテーテル留置症例では64％で自排尿可能となった．術後にde novoの尿失禁が出現した症例はなかった．全体として16例（70％）でTURPは成功であったとされている（カテーテル留置不要: 9，尿禁制: 3，排尿回数正常化: 4）．すなわち，手術適応のある前立腺肥大症を合併したPDに対して，前立腺肥大症手術は推奨される．

ただし，症例を十分に選択しても，尿閉例の36％は術後に間欠導尿や膀胱瘻を要しており[2]，手術の限界に関する十分なインフォームドコンセントは必須と考えられる．特に重要な点は，外科的治療に際して，MSAなどの進行性でかつ排尿機能障害を合併する神経疾患とPDとを鑑別しておくことであろう．

また，国際男性下部尿路症状会議（International consultation on male LUTS）のアルゴリズムによれば，神経因性膀胱を伴う男性下部尿路症状は，専門的診療に進む形になっている．専門的診療においては，内圧尿流検査を含むUDSがオプション検査として示されており，さらに，手術症例については，下部尿路閉塞の診断が明確でない（例: 最大尿流量＞10 mL/秒など）場合にはUDSを実施し，閉塞の診断を確定すべきとされている[3]．UDSに関する章では，TURP候補症例で何らかのリスクを伴う場合には，UDSで閉塞の診断を確定すべきであるとされている．また，UDSを実施しない場合には，尿流測定の限界について患者に認識させるべきであると述べられている．以上のことから

PD症例においては，BPHに対する術前検査としてのUDSを積極的に考慮したほうがよいと考えられる．

●参考文献

1) Staskin DS, Vardi Y, Siroky MB. Post-prostatectomy continence in the parkinsonian patient: the significance of poor voluntary sphincter control. J Urol. 1988; 140: 117-8. ［III］
2) Roth B, Studer UE, Fowler CJ, et al. Benign prostatic obstruction and Parkinson's disease—Should transurethral resection of the prostate be avoided? J Urol. 2009; 181: 2209-13. ［III］
3) Chapple C, Abrams P ed., Male Lower Urinary Tract Symptoms（LUTS）. p. 541-2. Societe Internatinale d'Urologie, Montreal, Canada, 2013. ［総説］
4) Chapple C, Abrams P ed., Male Lower Urinary Tract Symptoms（LUTS）. p. 80-133. Societe Internatinale d'Urologie, Montreal, Canada, 2013. ［総説］

CQ 13 腹圧性尿失禁を合併したパーキンソン病に対し，尿失禁手術は推奨されるか．

Answer　パーキンソン病（Parkinson's disease: PD）に特化した研究は少なく，女性下部尿路症状診療ガイドラインに準じた治療法の選択が適切と思われる．しかし，進行性疾患であるPDにおいて，その適応は慎重に決定する必要があると考えられる．

【推奨グレード　保留】

解説

　腹圧性尿失禁（stress urinary incontinence: SUI）を合併したパーキンソン病（Parkinson's disease: PD）患者に対する尿失禁手術の報告は少なく，有病率に関する少数例の報告がみられるのみである[1,2]．Khanらは，PD女性患者の47％（8/17）に混合性尿失禁がみられたと報告しており，SakakibaraらはPD女性患者の36％（41/115），コントロール群の25％（30/120）にSUIがみられ，コントロールと比べてSUIの罹患率が高くないことを報告している[2]．SUIの外科治療に関しては，行動療法や薬物療法の効果不十分症例に検討されるべきと考えられる．標準となる術式は，TVT（tension-free vaginal tape）手術やTOT（transobturator tape）手術などの中部尿道スリング手術である[3]．

　SUIの手術療法は低侵襲なものが多いものの，生活の質（quality of life: QOL）に対する手術である点，PDの進行に伴う運動量の低下や尿道の緊張亢進によってSUIが減少する可能性，排尿筋低活動または尿道閉塞による排尿機能障害を増悪させる可能性，排尿筋過活動の合併による混合性尿失禁の可能性など，PD患者故に考慮しておかなければならない点がある．

　PD患者のSUIに特化した報告はないが，詳細な排尿機能の確認による適応判定が安全であると考えられる．以上より，SUIを合併したPDに対する尿失禁手術の適応は慎重に決定する必要があると考えられる．

●参考文献

1) Khan Z, Starer P, Bhola A. Urinary incontinence in female Parkinson disease patients. Pitfalls of diagnosis. Urology. 1989; 33: 486-9.［IV］
2) Sakakibara R, Shinotoh H, Uchiyama T, et al. Questionnaire-based assessment of pelvic organ dysfunction in Parkinson's disease. Auton Neurosci. 2001; 92: 76-85.［III］
3) 日本排尿機能学会, 編. 女性下部尿路症状診療ガイドライン. 東京: リッチヒルメディカル; 2013.［ガイドライン］

第2部

下部尿路機能障害に関わるパーキンソン病の概論

A. 下部尿路症状とは …………………………………………………………………… 40
B. ウロダイナミクスとは ………………………………………………………………… 47
C. パーキンソン病の診断 ………………………………………………………………… 53
D. パーキンソン病における下部尿路機能障害の基礎的検討 ……………………………… 68
E. パーキンソン病における下部尿路機能障害の脳画像 …………………………………… 79
F. パーキンソン病における下部尿路機能障害の臨床：ウロダイナミクス検査
   を中心に …………………………………………………………………………………… 88
G. パーキンソン病における下部尿路機能障害に対する行動療法 ………………………… 92
H. パーキンソン病における下部尿路機能障害に対する薬物療法 ………………………… 95
I. パーキンソン病における下部尿路機能障害に対するその他の治療 …………………… 104

- ■コラム❶ Detrusor hyperactivity with impaired contractile function
  (DHIC) ……………………………………………………………………………… 51
- ■コラム❷ パーキンソン病での起立性低血圧治療薬の下部尿路機能障害の影響 …… 65
- ■コラム❸ パーキンソン病の膀胱に対して，L-ドパが短期的に亢進（増悪）・
  長期的に抑制（改善）の2相性効果を出す理由は？ …………………………… 76
- ■コラム❹ パーキンソン病の蓄尿障害〜膀胱知覚過敏の関与 ……………………… 90
- ■コラム❺ 中枢性抗コリン薬（トリヘキシフェニディルなど）の下部尿路機能に
  対する影響 ………………………………………………………………………… 101

A. 下部尿路症状とは

■要約■

パーキンソン病（Parkinson's disease: PD）における下部尿路機能障害の問診では，蓄尿症状・排尿症状を正確に把握するとともに，下部尿路症状が PD に起因する症状なのか，他の自律神経症状が認められないかを確認することが重要である．また，下部尿路症状の評価に際しては，日常生活動作（activities of daily living: ADL）も加味して行う必要がある．

● **はじめに**　下部尿路症状は，尿を膀胱内に蓄える蓄尿期に認められる「蓄尿症状」，尿を膀胱から排出する「排尿期」に認められる「排尿症状」，排尿終了後に認められる「排尿後症状」とに分類される．以下，それぞれに含まれる代表的な下部尿路症状について解説する（表1）[1]．

1　蓄尿症状

蓄尿期にみられる症状である．昼間頻尿，夜間頻尿，尿意切迫感，尿失禁のほか膀胱知覚に関する症状が含まれる[1,2]．

- **昼間頻尿**　日中の排尿回数が多すぎるという患者の愁訴である．正確な判定には，排尿記録が必要である．習慣的には，日中の排尿回数が7回以下であれば正常と考えてよい．この回数は摂取水分量，合併疾患（心疾患，腎疾患など）および他のリスク因子の影響を受ける[1]．

表1　下部尿路症状（日本排尿機能学会　過活動膀胱診療ガイドライン作成委員会，編．過活動膀胱診療ガイドライン［第2版］．リッチヒルメディカル; 2015[1]．より）

分類	各症状	愁訴の具体的内容
排尿症状	尿勢低下	尿の勢いが弱い
	尿線分割・散乱	尿線が排尿中に分割・散乱する
	尿線途絶	尿線が排尿中に1回以上途切れる
	排尿遅延	排尿開始が困難で，排尿準備ができてから排尿開始までに時間がかかる
	腹圧排尿	排尿の開始，尿線の維持または改善のために力を要する
	終末滴下	排尿の終了が延長し，尿が滴下する程度まで尿流が低下する
蓄尿症状	昼間頻尿	日中の排尿回数が多すぎる
	夜間頻尿	夜間就寝中に，排尿のために1回以上起きなければならない
	尿意切迫感	急に起こる抑えられないような尿意で我慢できないもの
	尿失禁	尿が不随意に漏れる
排尿後症状	残尿感	排尿後に完全に膀胱が空になっていない感じがする
	排尿後尿滴下	排尿直後に不随意に尿が出てくる

- **夜間頻尿** 夜間就寝中に排尿のために少なくとも1回は睡眠が中断されることである．3回以上の夜間頻尿では，中等度以上の困窮度となるという研究がある．夜間頻尿には，下部尿路疾患の他，腎機能障害や心機能障害，睡眠時無呼吸症候群などによる夜間多尿，原発性あるいはムズムズ脚症候群などによる二次性の睡眠障害など，多因子が関与する[1]．
- **尿意切迫感** 急に起こる，抑えられないような強い尿意で，我慢することが困難である．膀胱に尿が充満するにつれて徐々に強くなってきた結果の「正常な尿意（urge）」ではなく，予測のできない唐突に起こってくる「急に起こる強い尿意で排尿を後回しにすることが困難な異常な知覚（urgency）」を意味する[1,2]．
- **尿失禁** 尿が不随意に漏れるという愁訴である．尿漏れは，汗や分泌物と鑑別が必要なこともある[2]．
  - 腹圧性尿失禁とは，労作時または運動時，もしくはくしゃみまたは咳の際に，不随意に尿が漏れるという愁訴である．
  - 切迫性尿失禁とは，尿意切迫感と同時または尿意切迫感の直後に，不随意に尿が漏れるという愁訴である．
  - 混合性尿失禁とは，尿意切迫感だけでなく，運動・労作・くしゃみ・咳にも関連して，不随意に尿が漏れるという愁訴である．
  - 持続性尿失禁とは，持続的に尿が漏れるという愁訴である．
  - その他の尿失禁としては，特有の状況で起こるもの，例えば性交中の尿失禁や，笑ったときに起こる尿失禁などがある．
- **膀胱知覚** 病歴聴取により以下の5つに分類する[2]．
  - 正常（膀胱充満感がわかり，それが次第に増して強い尿意に至るのを感じる．）
  - 亢進（早期から持続的に尿意を感じる．）
  - 低下（膀胱充満感はわかるが，明らかな尿意を感じない．）
  - 欠如（膀胱充満感や尿意がない．）
  - 非特異的（膀胱に特有の知覚ではないが，膀胱充満を腹部膨満感，自律神経症状，痙性反応として感じる．）

【過活動膀胱】

特に「尿意切迫感（urinary urgency）」を呈する病態を，「過活動膀胱」として，2002年に国際禁制学会（International Continence Society：ICS）が以下のように定義した．

過活動膀胱（overactive bladder syndrome：OAB）とは，尿意切迫感を必須とした症状症候群であり，通常は頻尿と夜間頻尿を伴い，切迫性尿失禁は必須ではない[1-5]．また，その診断のためには局所的な病態を除外する必要がある[1-6]．したがって，過活動膀胱の症状は4つの要素（尿意切迫感，昼間頻尿，夜間頻尿および切迫性尿失禁）から構成されることが多く，不快な蓄尿症状によって臨床的に診断されるものである．

パーキンソン病（Parkinson's disease：PD）をはじめとする神経疾患では過活動膀胱を呈することが多い．OABと鑑別すべき疾患には，悪性腫瘍（膀胱癌，前立腺癌，その他の骨盤内悪性腫瘍），尿路結石（膀胱結石，尿道結石，下部尿管結石），下部尿路の炎症

性疾患（細菌性膀胱炎・尿道炎・前立腺炎，間質性膀胱炎）などの泌尿器科疾患，その他には子宮内膜症などの膀胱周囲の異常，多尿，心因性頻尿，薬剤の副作用などがあり，多彩である[3-6]．

2 排尿症状

排尿期にみられる症状である．同様の意味で，「排出症状」または「尿排出症状」が使われることがある[2]．

- **尿勢低下** 尿の勢いが弱いという愁訴であり，通常は，以前の状態あるいは他人との比較による．
- **尿線分割・尿線散乱** 尿線が排尿中に分割・散乱することがあるという愁訴である．
- **尿線途絶** 尿線が排尿中に1回以上途切れるという愁訴である．
- **排尿遅延** 排出開始が困難で，排出準備ができてから排出開始までに時間がかかるという愁訴である．
- **腹圧排尿** 排出の開始，尿線の維持または改善のために，力を要するという愁訴である．
- **終末滴下** 排出の終了が延長し，尿が滴下する程度まで尿流が低下するという愁訴である．

3 排尿後症状

排尿直後にみられる症状である[2]．

- **残尿感** 排尿後に完全に膀胱が空になっていない感じがするという愁訴である．
- **排尿後尿滴下** 排尿直後に不随意的に尿が出てくるという愁訴である．この場合の直後とは，通常は，男性では便器から離れた後，女性では立ち上がった後のことを意味する．

付）尿閉

急性尿閉とは，急に尿をまったく排出することができなくなり，通常は膀胱に強い痛みがあり，触診や打診で膀胱が認知できる状態である．慢性尿閉とは，膀胱に痛みはないが，排尿後にも触診や打診で膀胱を認知できる状態である．このような患者では，尿失禁がみられることがある[3]．

4 神経疾患での下部尿路症状問診における注意点

神経疾患での下部尿路症状は蓄尿症状と排尿症状の両方を有していることが多いので，必ずどちらも聴取する必要がある．また神経疾患患者は下部尿路症状が主訴にならないことが多いので，医師が積極的に問診する必要がある．

下部尿路症状は頻度の高い症状であるため，問診で得られた下部尿路症状が神経疾患に起因する症状であるかを判断する必要がある．例えば，主訴となる神経症状の進行とともに下部尿路症状が出現・進行しているなら，その下部尿路症状は神経疾患に伴う症状の可能性が高い．PDではパーキンソン症状の出現後に下部尿路症状が出現すること

が多い[7,8]．その一方で，多系統萎縮症や一部の PD では下部尿路症状が神経症状に先行して出現することもある[9-11]．神経疾患の診療では，下部尿路症状と神経症状の出現の順番にも注意する必要がある．さらに起立性低血圧，便秘，性機能障害，発汗障害など他の自律神経症状を伴っていないか注意して問診する必要がある．

　また，神経疾患の患者では四肢の運動障害により日常生活動作（activities of daily living: ADL）が低下していることが少なくない．そのため下部尿路機能には大きな異常がなくても，動作が鈍いためトイレまで間に合わずに失禁してしまうことも起こりうる．神経疾患の下部尿路症状の問診は ADL も加味して行う必要がある[12]．

●文献

1) 日本排尿機能学会　過活動膀胱診療ガイドライン作成委員会，編．過活動膀胱診療ガイドライン［第 2 版］．東京：リッチヒルメディカル；2015.
2) 日本排尿機能学会　男性下部尿路症状診療ガイドライン作成委員会，編．男性下部尿路症状診療ガイドライン．東京：Blackwell Publishing；2008.
3) Abrams P, Cardozo L, Fall M, et al; Standardisation Sub-committee of the International Continence Society. The standardisation of terminology of lower urinary tract function: report from the Standardisation Sub-committee of the International Continence Society. Neurourol Urodyn. 2002; 21: 167-78.
4) Abrams P, Cardozo L, Fall M, et al; Standardisation Sub-Committee of the International Continence Society. The standardisation of terminology in lower urinary tract function: report from the Standardisation Sub-committee of the International Continence Society. Urology. 2003; 61: 37-49.
5) Haylen BT, de Ridder D, Freeman RM, et al. An International Urogynecological Association (IUGA)/International Continence Society (ICS) joint report on the terminology for female pelvic floor dysfunction. Neurourol Urodyn. 2010; 29: 4-20.
6) Gormley EA, Lightner DJ, Burgio KL, et al; American Urological Association: Society of Urodynamics, Female Pelvic Medicine & Urogenital Reconstruction. Diagnosis and treatment of overactive bladder (non-neurogenic) in adults: AUA/SUFU guideline. J Urol. 2012; 188 (6 Suppl): 2455-63, 2014, http://www.auanet.org/education/guidelines/overactive-bladder.cfm
7) Uchiyama T, Sakakibara R, Yamamoto T, et al. Urinary dysfunction in early and untreated Parkinson's disease. J Neurol Neurosurg Psychiatry. 2011; 82: 1382-8.
8) Winge K, Fowler CJ. Bladder dysfunction in Parkinsonism: mechanisms, prevalence, symptoms, and management. Mov Disord. 2006; 21: 737-45. Review.
9) 内山智之，榊原隆次，山本達也，他．パーキンソン病の排泄障害 update．自律神経．2013；50: 205-7.
10) Takahashi O, Sakakibara R, Tateno F, et al. Overactive bladder may precede motor disorder in Parkinson's disease: A urodynamic study. Parkinsonism Relat Disord. 2014 Jun 24. pii: S1353-8020 (14) 00229-6. doi: 10.1016/j.parkreldis.2014.06.009. [Epub 2014 Jun 24. print]
11) Sakakibara R, Hattori T, Uchiyama T, et al. Urinary dysfunction and orthostatic hypotension in multiple system atrophy: which is the more common and earlier manifestation? J Neurol Neurosurg Psychiatry. 2000; 68: 65-9.
12) Panicker JN, Fowler CJ, Kessler TM. Lower urinary tract dysfunction in the neurological patient: clinical assessment and management. Lancet Neurol. 2015; 14: 720-32.

【資料1．OABSS】（過活動膀胱診療ガイドライン［第2版］より）

過活動膀胱症状質問票（Overactive Bladder Symptom Score: OABSS）[1,2]

以下の症状がどれくらいの頻度でありましたか．この1週間のあなたの状態に最も近いものを，ひとつだけ選んで，点数の数字を○で囲んで下さい．

質問	症状	点数	頻度
1	朝起きた時から寝る時までに，何回くらい尿をしましたか	0	7回以下
		1	8～14回
		2	15回以上
2	夜寝てから朝起きるまでに，何回くらい尿をするために起きましたか	0	0回
		1	1回
		2	2回
		3	3回以上
3	急に尿がしたくなり，我慢が難しいことがありましたか	0	なし
		1	週に1回より少ない
		2	週に1回以上
		3	1日1回くらい
		4	1日2～4回
		5	1日5回以上
4	急に尿がしたくなり，我慢できずに尿をもらすことがありましたか	0	なし
		1	週に1回より少ない
		2	週に1回以上
		3	1日1回くらい
		4	1日2～4回
		5	1日5回以上
	合計点数		点

過活動膀胱の診断基準　　尿意切迫感スコア（質問3）が2点以上かつOABSS合計スコアが3点以上
過活動膀胱の重症度判定　　OABSS合計スコア
　　　　　　　軽症：　5点以下
　　　　　　　中等症：6～11点
　　　　　　　重症：　12点以上

1) Homma Y, Gotoh M. Symptom severity and patient perceptions in overactive bladder: how are they related? BJU Int. 2009; 104: 968-72.
2) Homma Y, Kakizaki H, Yamaguchi O, Yamanishi T, Nishizawa O, Yokoyama O, Takeda M, Seki N, Yoshida M. Assessment of overactive bladder symptoms: comparison of 3-day bladder diary and the overactive bladder symptoms score. Urology. 2011; 77: 60-4.

【資料2．IPSS IPSS-QOL】（過活動膀胱診療ガイドライン［第2版］より）

国際前立腺症状スコア（International Prostate Symptom Score: IPSS）と QOL スコア[3,4]

どれくらいの割合で次のような症状がありましたか	全くない	5回に1回の割合より少ない	2回に1回の割合より少ない	2回に1回の割合くらい	2回に1回の割合より多い	ほとんどいつも
この1カ月の間に，尿をしたあとにまだ尿が残っている感じがありましたか	0	1	2	3	4	5
この1カ月の間に，尿をしてから2時間以内にもう一度しなくてはならないことがありましたか	0	1	2	3	4	5
この1カ月の間に，尿をしている間に尿が何度もとぎれることがありましたか	0	1	2	3	4	5
この1カ月の間に，尿を我慢するのが難しいことがありましたか	0	1	2	3	4	5
この1カ月の間に，尿の勢いが弱いことがありましたか	0	1	2	3	4	5
この1カ月の間に，尿をし始めるためにお腹に力を入れることがありましたか	0	1	2	3	4	5
	0回	1回	2回	3回	4回	5回以上
この1カ月の間に，夜寝てから朝起きるまでに，ふつう何回尿をするために起きましたか	0	1	2	3	4	5

IPSS＿＿＿＿＿点

	とても満足	満足	ほぼ満足	なんともいえない	やや不満	いやだ	とてもいやだ
現在の尿の状態がこのまま変わらずに続くとしたら，どう思いますか	0	1	2	3	4	5	6

QOL スコア＿＿＿＿＿点

IPSS 重症度：軽症（0～7点），中等症（8～19点），重症（20～35点）
QOL 重症度：軽症（0，1点），中等症（2，3，4点），重症（5，6点）

3) 本間之夫，塚本泰司，安田耕作，大園誠一郎，吉田正貴，進士惠美．International Prostate Symptom Score と BPH Impact Index の日本語訳の言語的妥当性に関する研究．日泌尿会誌．2002; 93: 669-80.
4) 本間之夫，塚本泰司，安田耕作，大園誠一郎，吉田正貴，山口拓洋．International Prostate Symptom Score と BPH Impact Index の日本語訳の計量心理学的検討．日泌尿会誌．2003; 94: 560-9.

【資料3．CLSS】（過活動膀胱診療ガイドライン［第2版］より）

主要下部尿路症状質問票（Core Lower Urinary Tract Symptom Score: CLSS）[5]

主要症状質問票

● この1週間の状態にあてはまる回答を1つだけ選んで，数字に○をつけてください．

何回くらい，尿をしましたか				
1　朝起きてから寝るまで	0　7回以下	1　8〜9回	2　10〜14回	3　15回以上
2　夜寝ている間	0　0回	1　1回	2　2〜3回	3　4回以上

以下の症状が，どれくらいの頻度でありましたか	なし	たまに	時々	いつも
3　我慢できないくらい，尿がしたくなる	0	1	2	3
4　我慢できずに，尿がもれる	0	1	2	3
5　セキ・クシャミ・運動の時に，尿がもれる	0	1	2	3
6　尿の勢いが弱い	0	1	2	3
7　尿をするときに，お腹に力を入れる	0	1	2	3
8　尿をした後に，まだ残っている感じがする	0	1	2	3
9　膀胱（下腹部）に痛みがある	0	1	2	3
10　尿道に痛みがある	0	1	2	3

● 1から10の症状のうち，困る症状を3つ以内で選んで番号に○をつけてください．

| 1 | 2 | 3 | 4 | 5 | 6 | 7 | 8 | 9 | 10 | 0 該当なし |

● 上で選んだ症状のうち，もっとも困る症状の番号に○をつけてください（1つだけ）．

| 1 | 2 | 3 | 4 | 5 | 6 | 7 | 8 | 9 | 10 | 0 該当なし |

● 現在の排尿の状態がこのまま変わらずに続くとしたら，どう思いますか？

0	1	2	3	4	5	6
とても満足	満足	やや満足	どちらでもない	気が重い	いやだ	とてもいやだ

注：この主要症状質問票は，主要下部尿路症状スコア（CLSS）質問票（10症状に関する質問）に，困る症状と全般的な満足度の質問を加えたものである．

5) 日本排尿機能学会 男性下部尿路症状診療ガイドライン作成委員会，編．男性下部尿路症状診療ガイドライン．東京: Blackwell Publishing; 2008

B. ウロダイナミクスとは

■ 要約 ■

　ウロダイナミクス（urodynamics: UDS, 尿流動態検査）は，排尿日誌，下部尿路症状問診票の後に行われるものである．ウロダイナミクスのうち，非侵襲的な検査として尿流測定，残尿測定があり，スクリーニング検査として実施が推奨される．専門医による侵襲的な検査では，注入量，膀胱内圧，直腸内圧（腹圧），尿流量，外括約筋筋電図（および尿道括約筋部圧）を同時に，蓄尿・排尿時にかけて連続的に測定し，多チャンネルウロダイナミクス検査を行うことが多い．これらにより，蓄尿時および排尿時（内圧尿流検査）の膀胱，尿道機能，膀胱出口部閉塞の有無やその程度などを評価できる．専門医による侵襲的検査は，症例を選択して行われる．パーキンソン病・多系統萎縮症その他の神経疾患を有する例，膀胱出口部閉塞を合併する例，薬物治療の効果不良例などでは，専門医による侵襲的検査を行い，下部尿路機能を評価するとよいであろう．

● **はじめに**　ウロダイナミクス（urodynamics: UDS, 尿流動態検査）は，排尿日誌（第1部 CQ 3），下部尿路症状問診（第1部 CQ 1）の後に行われるものであり，患者の排尿状態を，検査室内で細かく再現するものである．一方，検査が細かくなるほど，通常の患者の排尿状態と隔たりがでることに留意し，結果の解釈を慎重に行う必要がある．また，検査に際しては，患者に対して愛護的に行う必要がある．以下，それぞれについて解説する．

1　尿流測定

　尿流測定は，患者がトイレ型機器に排尿することにより，自動的に尿流をカーブとして描出する検査で，非侵襲的に下部尿路機能を評価できる．下部尿路閉塞，あるいは膀胱収縮障害による排尿機能障害のスクリーニングに有用である．下部尿路症状を有するパーキンソン病（Parkinson's disease: PD）患者の非侵襲的な専門的評価として尿流測定は推奨される．下記の残尿測定と組み合わせて行われることが多い．

2　残尿測定

　残尿測定は排尿後に通常，超音波測定装置を用いて行われる（第1部 CQ 5）．超音波装置がない場合は，自排尿直後に導尿して測定する導尿法で代用することもできる．残尿の多寡はPDと他疾患との鑑別に重要な場合がある．また，下部尿路症状に対する抗コリン薬などの投与前後にも実施すべきであるなど，下部尿路症状を有するPD患者の基本評価として残尿測定は推奨される．

3　膀胱内圧測定

　蓄尿時の下部尿路機能を評価する検査である．尿道から膀胱内に挿入したカテーテルより生理食塩水などを注入し，同時に膀胱内圧の測定を行う．通常，膀胱への腹圧の影響を評価するために直腸内に圧測定用カテーテルを挿入して腹圧（直腸内圧）も測定す

る．膀胱内圧から腹圧を差し引いた圧を排尿筋圧とよぶ．膀胱知覚〔初発膀胱充満感 first sensation，初発尿意 first desire to void，強い尿意 strong desire to void（最大膀胱容量 bladder capacity）〕，膀胱コンプライアンスを測定でき，過活動膀胱患者では蓄尿時の排尿筋の不随意収縮（排尿筋過活動）を検出することができる．膀胱充満に伴う括約筋活動を評価するために，括約筋筋電図測定を同時に行う場合もある．

【異常所見】 ①排尿筋過活動

　排尿筋過活動は"膀胱注入相の不随意な排尿筋収縮を特徴とする尿流動態検査所見である．その収縮は，自然にまたは誘発刺激により起こる"と定義されている．排尿筋過活動はパターンにより一過性排尿筋過活動，終末時排尿筋過活動，排尿筋過活動性失禁に分類される．原因別には神経因性排尿筋過活動，特発性排尿筋過活動に分類される．神経因性排尿筋過活動が認められるときは仙髄よりも上位の神経障害（核上型神経因性膀胱）が疑われる[1,2]．

②低コンプライアンス膀胱

　膀胱コンプライアンスは膀胱内容量の変化（ΔV）を排尿筋圧の変化（$\Delta Pdet$）で除して算出する．単位は mL/cmH_2O である．低コンプライアンス膀胱は排尿筋過活動のような急峻な内圧の上昇ではなく，緩やかに上昇するものである．仙髄や馬尾神経の障害で認められる[1]．膀胱コンプライアンスが $20\ mL/cmH_2O$ 以下の場合を低コンプライアンス膀胱とよぶことが多い．

③尿流動態性腹圧性尿失禁

　尿流動態性腹圧性尿失禁は膀胱注入相において腹圧上昇時に不随意に尿が漏れることと定義され，排尿筋収縮は伴わない．

4　内圧尿流検査

　排尿中の膀胱内圧，腹圧（直腸内圧），排尿筋圧（膀胱内圧-腹圧）と尿流測定を同時に行うことにより，排尿筋収縮力，膀胱出口部閉塞の有無や程度を評価する専門的検査である．神経因性膀胱患者では排尿症状を呈することがしばしばあるが，排尿症状の原因が排尿筋収縮力低下なのか膀胱出口部閉塞なのか，あるいはその両者によるものかの鑑別に本検査は有用である．

　尿流量と排尿筋圧から膀胱出口部閉塞，排尿筋収縮力を判定する．Abram-Griffith のノモグラム[3]，Schäfer のノモグラム[4]，ICS のノモグラムが使われている．ただし，これらのノモグラムは男性の前立腺肥大症の診断用のノモグラムである点には注意する必要がある．また，現時点で女性の排尿筋低活動や膀胱出口部閉塞の明確な診断基準は存在しない[5]．

【異常所見】 ①膀胱出口部閉塞

　膀胱出口部閉塞は排尿時の閉塞に対して一般的に使われる用語であり，排尿筋圧の上昇と尿流量の低下で特徴づけられる．通常は同時測定された尿流量と排尿筋圧をもとに診断される．膀胱出口部閉塞の原因として，中高年男性では前立腺肥大症が多い．外括約筋の異常として，下記の排尿筋-外括約筋協調不全がある．その他の原因として，尿道

狭窄，排尿筋-内括約筋協調不全などがみられる場合もある．

②排尿筋低活動

排尿筋低活動は排尿筋収縮力の低下または収縮時間の短縮と定義され，排尿時間が延長したり，正常な時間内では膀胱を空にできなくなった状態のことをいう[1]．

③排尿筋無収縮

排尿筋無収縮は検査時に排尿筋収縮が認められない状態のことをいう．

5 外尿道・肛門括約筋筋電図検査

1）蓄尿中および排尿中の外括約筋筋電図

蓄尿期の膀胱充満や排尿期の膀胱収縮に伴う外尿道・外肛門括約筋の活動を評価するための検査である．侵襲を伴う針を用いる方法と表面電極を用いる方法がある．本来であれば外括約筋の活動を観察できればよいが，同定が難しく，また侵襲的な針筋電図でしか捉えられないため，ルーチンの検査では，ほぼ同じ神経支配下で，ほぼ同等の活動をしている外肛門括約筋で代用していることが多い．通常，蓄尿期は膀胱内圧測定と，排尿期は内圧尿流検査と同時に行われる．蓄尿期に膀胱充満に伴い外括約筋の収縮が増大する尿道閉鎖機構が保たれているか，また排尿期に排尿筋の収縮に伴い外括約筋が弛緩する機構が保たれているかの評価に有用である．

【異常所見】

①排尿筋-括約筋協調不全（detrusor sphincter dyssynergia: DSD）

正常では排尿時には外尿道括約筋・外肛門括約筋とも完全に弛緩するため，外肛門括約筋筋電図でも完全に筋活動は消失し，筋電図音も完全に消える．したがって排尿期に発火が認められたら異常である．排尿期に認められる異常所見に排尿筋-括約筋協調不全（detrusor sphincter dyssynergia: DSD）がある．DSDは国際禁制学会（International Continence Society: ICS）により"尿道または尿道周囲の横紋筋の不随意な収縮と同時に起こる排尿筋収縮であり，尿流が途絶することがある"と定義されている[1]．DSDは脊髄疾患や多系統萎縮症による神経因性膀胱で認められることが多いが，発症メカニズムはよくわかっていない．

2）外括約筋の運動単位電位分析

本検査では運動単位電位分析を行う．外肛門括約筋は仙髄Onuf核・陰部神経支配のため，神経原性変化の存在は仙髄Onuf核，陰部神経に何らかの障害があることを示す．しかし，仙髄Onuf核は他の骨格筋の運動神経核と異なり，排尿時以外は常に収縮していること，また検査時に患者が外肛門括約筋を随意的に完全に弛緩させるのは困難なため，安静時電位の評価は難しい．神経原性変化の有無は運動単位電位の持続時間（duration），位相（phase），振幅（amplitude）を計測することで行われる．外肛門括約筋の運動単位電位分析は神経内科領域では仙髄Onuf核の変性・脱落が生じることで知られている多系統萎縮症の診断に用いられることがある．多系統萎縮症による神経原性変化では特に持続時間の延長がみられることが多い（図1）．これまで多くの施設で多系統萎縮症患者における外肛門括約筋筋電図所見について検討されてきており，概ね多系統萎縮症患者では神経原性変化が認められ特にPDとの鑑別に有用であるとする報告が多い

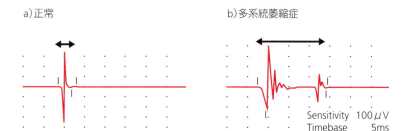

図1 外肛門括約筋筋電図波形 (Libelius R, et al. Muscle Nerve. 2000; 23: 1250-6[9]. より)
多系統萎縮症では正常にくらべて持続時間（黒矢印）が延長しており，神経原性変化と考えられる．

が[6,7]，有用でないとする報告もあり見解は一定していない．また"神経原性変化"の基準も施設ごとに異なっているため，解釈が難しい．また，年齢別の正常対照のデータが少ないことも問題点の一つである．本検査の普及にあたっては上記問題点を解決していく必要がある[8]．

6　その他のウロダイナミクス

1）尿道内圧測定

安静時の尿道内圧を評価する．尿道内圧とは閉鎖している尿道をちょうど開くために必要な圧であり，尿道内圧曲線（尿道全長にわたる尿道内圧を示す曲線）を用いて評価する．主要な指標としては括約筋部の尿道内圧である最大尿道閉鎖圧（尿道内圧と膀胱内圧の圧差の最大値）［男性・女性］，機能的尿道長（尿道内圧が膀胱内圧より高い部分の尿道長）［女性］が用いられる．

2）ビデオウロダイナミクス

膀胱内に造影剤を注入し透視下に尿流動態検査を行う検査で，下部尿路の機能のみならず形態的変化も評価することができる．

コラム ❶

Detrusor hyperactivity with impaired contractile function（DHIC）

　DHIC は，Resnick と Yalla によって提唱された尿流動態検査所見である[1]．対象は，介護施設入所者 22 例（平均年齢 89 歳，女性 19 例），外来受診症例 10 例（平均年齢 79 歳，女性 8 例）である．この検討では，膀胱出口部閉塞のない症例で，排尿筋過活動に加え，排尿筋過活動による排尿において注入量の 50％未満の排尿量（排尿効率 50％未満）の症例をDHIC と判定し，介護施設入所者と外来受診症例 10 例ずつ，計 20 例の DHIC 群と介護施設入所者で排尿筋過活動のみ認められた 12 例（DH 群）との間で尿流動態検査所見などが比較されている．その結果，排尿効率の平均値は DHIC 群が 17％，DH 群が 96％で両者の間にオーバーラップはなく，DHIC 群では排尿筋収縮速度（排尿筋過活動時の膀胱内圧トレースのスロープ，cmH_2O/s）と余力（reserve power: 等容量性排尿筋圧と排尿筋過活動時の排尿筋圧との差，cmH_2O）が有意に低下しており，腹圧排尿が有意に多い（89％ vs. 8％）という結果であった．一方，2 群間で，膀胱容量，最大排尿筋圧，収縮の持続時間は同等で，膀胱コンプライアンス，肉柱形成にも有意な違いは認められなかった．

　現在，DHIC は尿流動態検査所見の一つとして頻繁に用いられているが，上記の診断基準に当てはめて用いられていることはまずないと思われる．一般的には，蓄尿期の排尿筋過活動に加え排尿期で排尿筋低活動（bladder contractility index や WF などから診断）を認める場合を DHIC とよんでいることが多いと思われるが，厳密な診断基準は確立していない．このため，結果の解釈や論文間の比較に際しては，各論文での判定基準を把握しておくことが重要となる．

1) Resnick NM, Yalla SV. Detrusor hyperactivity with impaired contractile function. JAMA. 1987；257：3076-81.

● 文献

1) Abrams P, Cardozo L, Fall M, et al; Standardisation Sub-committee of the International Continence Society. The standardisation of terminology of lower urinary tract function: report from the Standardisation Sub-committee of the International Continence Society. Neurourol Urodyn. 2002; 21: 167-78.
2) Schäfer W, Abrams P, Liao L, et al. Good urodynamic practices: uroflowmetry, filling cystometry, and pressure-flow studies. Neurourol Urodyn. 2002; 21: 261-74.
3) Lim CS, Abrams P. The Abrams-Griffiths nomogram. World J Urol. 1995; 13: 34-9.
4) Schäfer W. Analysis of bladder-outlet function with the linearized passive urethral resistance relation, linPURR, and a disease-specific approach for grading obstruction: from complex to simple. World J Urol. 1995; 13: 47-58.
5) 日本排尿機能学会　女性下部尿路症状診療ガイドライン作成委員会，編．女性下部尿路症状診療ガイドライン．東京：リッチヒルメディカル；2013.
6) Sakakibara R, Uchiyama T, Yamanishi T, et al. Sphincter EMG as a diagnostic tool in autonomic disorders. Clin Auton Res. 2009; 19: 20-31.
7) Yamamoto T, Sakakibara R, Uchiyama T, et al. Receiver operating characteristic analysis

of sphincter electromyography for parkinsonian syndrome. Neurourol Urodyn. 2012; 31: 1128-34.
8) Gilad R, Giladi N, Korczyn AD, et al. Quantitative anal sphincter EMG in multisystem atrophy and 100 controls. J Neurol Neurosurg Psychiatry. 2001; 71: 596-9.
9) Libelius R, Johansson F. Quantitative electromyography of the external anal sphincter in Parkinson's disease and multiple system atrophy. Muscle Nerve. 2000; 23: 1250-6.

C. パーキンソン病の診断

■要約■

　パーキンソン病（Parkinson's disease: PD）とは，神経伝達物質のひとつであるドパミンが減少することで起こる，ふるえ（振戦，特に安静時），動作のゆっくりさ（動作緩慢，寡動・無動），筋肉のこわばり（固縮），バランスの悪さ（姿勢反射障害）といった4大徴候を主症状とする代表的な神経変性疾患である．ドパミンの減少は，脳幹の中脳黒質にあるドパミン産生細胞が変性・消失することによるが，その原因は，α-シヌクレイン，parkin遺伝子などが関与することが明らかにされているものの，十分に明らかにされていない．最近では，運動症状以外に，認知症〔軽い前頭葉障害から，アルツハイマー病と区別できない高度なものまでみられる（レビー小体型認知症とよばれる）〕，精神症状（うつ，幻覚など），自律神経障害（尿意切迫・頻尿，便秘，立ちくらみなど），睡眠の障害（大人の寝言，不眠など），感覚障害（臭覚の低下）などの非運動症状が注目されている．このうち，臭覚の低下，うつ，軽度認知障害，便秘，大人の寝言は，運動症状に先行して生じることが明らかにされている．すなわち，PDは運動障害のみならず，全身の病気との考え方が主流となっている．

●はじめに　　パーキンソン病（Parkinson's disease: PD）は，代表的な神経変性疾患であり，泌尿器科医にとっては，過活動膀胱と歩行障害を訴える疾患としてよく知られている．以下に，PDの診断基準，病期診断，鑑別診断，その背景となる歴史・症候・病理・薬理・画像について，排尿障害との関連を含めて述べる．

1 診断基準

　PDの診断基準として，長らく神経症候が用いられてきた．その理由として，主要な脳内病変である黒質緻密層萎縮が，5×3mm程度であり，脳MRIで描出するのが困難であること，ドパミン神経の終末を描出するdopamine transporter（DAT）single photon emission computed tomography（SPECT）（DAT SPECT）・心臓交感神経の終末を描出する心筋metaiodobenzylguanidine（MIBG）シンチグラフィーが利用できるようになったのが，つい最近であることがあげられる．最近では，神経症候と画像診断の両者が用いられつつある．この理由から，PDの診断にあたり，PD以外のパーキンソン症候群をきたす疾患（一般にMRIで描出できることが多い）を，十分に除外しておく必要がある．

1）Queen Square UK Brain Bank Criteriaの基準

　Hughes AJら（1992年）は，Queen Square LondonのBrain Bankでの連続PD剖検例での検討から，剖検病理と神経症候とを詳細に検討し，重要なものを，Brain Bank Criteriaとして抽出した[1]．これまで，ベッドサイド診断として，広く用いられている[2-6]．

　以下を満たす場合，病理での信頼度は82％である．

●Step 1　以下の2つがあること

　1）寡動〔自発運動の開始の遅さ，および繰り返し動作の速度と振幅の進行性低下（す

くみ現象)〕があること

2) 以下の1つ以上があること

①筋固縮，②4～6 Hz の安静時振戦，③易転倒性（視覚・前庭・小脳・深部感覚が保たれていること）

●Step 2　以下を除外すること
- 再発性の脳梗塞がありパーキンソン症候群が階段状に増悪している
- 再発性頭部外傷
- 脳炎
- 眼球回転発作（oculogyric crisis：眼球が上転位を取り続ける発作，薬剤性パーキンソン症候群などで多い）
- 発症期の向精神薬の使用（薬剤性パーキンソン症候群）
- 家族歴（当時，家族性発症が稀と考えられたため）
- 自発性改善
- 3年以上一側性
- 進行性核上性麻痺
- 小脳性運動失調（多系統萎縮症 MSA-C など）
- 初期からの高度自律神経不全（当時，自律神経不全が稀と考えられたため）
- 初期からの高度認知症，記憶・言語・行為障害（当時，認知症が稀と考えられたため）
- バビンスキー徴候（多系統萎縮症 MSA-P など）
- 小脳腫瘍，交通性水頭症を CT で除外（当時，この2疾患を CT で鑑別）
- L-ドパ大量投与無効（吸収障害がない場合）
- MPTP（パーキンソン症候群をきたす合成麻薬）の使用

●Step 3　補助項目：3項目以上陽性の場合，確実な（definite）PD
- 一側発症
- 安静時振戦
- 進行性
- 一側発症の場合，その側がほとんど常に強くみられる
- L-ドパ反応性 70～100%
- L-ドパ誘発高度舞踏病（ジスキネジア）
- L-ドパ反応性が5年間以上
- 臨床経過が10年間以上

このように，Step 1 では，黒質ドパミン神経脱落に対して，寡動が重要とされた．最近の PET 画像の研究でも，黒質ドパミン神経低下と，寡動・筋固縮の相関が強く，振戦との相関は低かったといわれる．

2）画像を含めた診断の試み

上記に加え，高橋らは，画像を含めた以下の試みを紹介している．

「（特に左右差のある）振戦や固縮，動作緩慢などの臨床症状から PD を疑い，頭部

MRIや内服歴から薬剤性を含めたほかのパーキンソニズムをきたす疾患を除外する．L-ドパに対する良好な反応や，心筋MIBGシンチグラムでの取り込み低下があれば，診断はより確からしくなる．」[9]

長らく，PDは画像診断が困難とされてきたが，近年，脳DAT SPECT（ドパミン神経の終末を描出する．感度・特異度85％程度，保険収載されている）[9]，心筋MIBGシンチグラフィー（心臓交感神経の終末を描出する．感度・特異度90％程度，PDでの保険収載はされていない）[10]により，高い精度で比較的容易に，診断が行えるようになってきた．PDの診断は，上記UK Brain Bank Criteriaの臨床像に加えてMRI，DAT SPECT，心筋MIBGシンチグラフィーの3者を行うことが増えてきているといえる．

3）国際パーキンソン病運動障害学会の臨床診断基準：実行的な要約（executive summary）/完全版

Postuma RBら（2015年）の第19回国際パーキンソン病運動障害学会（San Diego, USA 2015年6月）で決定されたもの（Postuma RB, et al. Mov Disord. 2015 Oct; 30（12）: 1591-601. doi: 10.1002/mds.26424.）を，下記に記載する．

最初の重要な項目：パーキンソン症候群（寡動，および以下の1つ以上を伴う：安静時振戦，または固縮）があること．

MDS-Unified Parkinson Disease Rating Scale（UPDRS）に記載されたようにすべての通常よくみられる症候を診察すること．パーキンソン症候群の存在とともに下記がある場合：

■ 臨床的に確定した（Clinically Established）パーキンソン病
　1．絶対除外項目がない
　2．2つ以上の支持項目がある
　3．赤旗項目がない（赤旗項目：診断する上での除外項目）

■ 臨床的にほぼ確実な（Clinically Probable）PD
　1．絶対除外項目がない
　2．赤旗項目があるが，支持項目により打ち消されバランスがとれている
赤旗項目が1つの場合，支持項目が1つ以上ある
赤旗項目が2つの場合，支持項目が2つ以上ある
赤旗項目が3つ以上の場合は診断から除外する

■ 支持項目
　1．ドパミン治療に対する明らかで劇的な反応．初期治療により患者は（ほぼ）正常な機能に戻ること．
　　これらが明らかでない場合，劇的な反応は下記のように分類される：
　　a）処方を増量した際の著明改善/処方を減量した際の著明増悪（軽度は考慮されない）：以下のように記載のこと．他覚的（UPDRS Ⅲの30％以上の変化）または自覚的（患者または介護者による明確な変化の病歴）．
　　b）明確で著明なon-off変動，薬が切れる時刻に予測されるwearing-offがあること．
　2．L-ドパ誘発ジスキネジア

3．一肢の安静時振戦，診察で捉えられたもの（常に，または繰り返し診察による）
   4．嗅覚脱失または心筋 MIBG シンチグラフィー異常

■ 絶対除外項目：PD が除外される症候
   1．明らかな小脳性運動失調，運動失調性歩行，四肢運動失調，小脳性眼球運動障害（持続性の注視方向性眼振，巨大矩形波眼球運動，測定過大衝動性運動など）
   2．下向き垂直性核上性眼球運動麻痺，下向き垂直性衝動性運動の選択的遅延
   3．行動異常型の前頭側頭型認知症（疑診），一次進行性失語症（合意基準，発症5年以内による）
   4．パーキンソン症状が3年以上下半身に限局している
   5．薬剤性パーキンソン症候群として合致する量および期間のドパミンアゴニスト・ドパミン枯渇薬の使用
   6．中等度以上の症状に対して，高用量のL-ドパの反応欠如
   7．明らかな皮質性感覚脱失（一次感覚種類が保たれている条件下での皮膚書字覚，立体認知の脱失など），明らかな観念運動失行，進行性失語
   8．機能神経画像でドパミンシナプス前機能が保たれている
   9．パーキンソン症状をきたしうる PD 以外の原因が，診察医師によって患者の症状に明確に関連づけられる

■ 赤旗項目
   1．発症から5年以内に車椅子常用となる程の急な歩行障害の進行
   2．治療による安定性を除き，5年以上全く進行がない
   3．初期からの球麻痺：5年以内の高度発声障害または構音障害（ほとんど常時理解不能な会話）または高度嚥下障害（粥食，経鼻管，胃瘻）
   4．吸気時呼吸障害：日中または夜間の吸気時喘鳴や頻回の吸気時ため息
   5．発症から5年以内の高度自律神経障害．以下のものが含まれる：
      a）起立性低血圧-収縮期 30 mmHg または拡張期 15 mmHg 以上の起立時血圧下降（脱水，薬物，その他の自律神経障害をきたしうる原因によるものを除く）
      b）発症から5年以内の高度の排尿困難または尿失禁（女性患者の少量・長期間の腹圧性尿失禁を除く），これらは単純な機能性尿失禁ではない．男性患者の排尿困難も，単純に前立腺肥大症によるものではない．男性患者の排尿障害は，性機能障害を伴う．
   6．発症から3年以内の姿勢反射障害による頻回（年1回以上）の転倒
   7．不釣り合いな頸部前屈（ジストニア性）または発症から10年以内の手足の拘縮
   8．5年以上の経過で通常みられる非運動症候を欠如．以下のものが含まれる：睡眠障害（途中覚醒不眠，日中過眠，REM睡眠行動異常の症状），自律神経障害（便秘，日中頻尿，立ちくらみ），嗅覚低下，精神症状（うつ，不安焦燥，幻覚）
   9．説明のできない錐体路徴候，錐体路型麻痺，明らかな病的反射亢進（反射の左右差，単独のバビンスキー徴候を含む）
   10．左右対称性のパーキンソン症状．患者と介護者が左右差のない発症を訴える，ま

たは診察により他覚的に捉えられる場合

2 病期診断

簡便な病期診断として，5段階の病期分類がある（Hoehn-Yahrの重症度ステージ）[7]．

Hoehn-Yahrの重症度ステージ
- 1度　一側性パーキンソニズム
- 2度　両側性パーキンソニズム
- 3度　軽度～中等度のパーキンソニズム．姿勢反射障害あり．日常生活に介助不要
- 4度　高度障害を示すが，歩行は介助なしにどうにか可能
- 5度　介助なしにはベッドまたは車椅子生活

運動症状・非運動症状を含めた各症状を総合的に評価する方法としては，パーキンソン病統一スケール（Unified Parkinson's disease rating scale: UPDRS）[8]がある．

3 鑑別診断

パーキンソン症候群は，PDと似て非なる疾患群であり，PDと鑑別診断すべき疾患といえる．鑑別疾患には，脳血管障害によるもの（多発性脳梗塞），繰り返す外傷によるもの，脳炎の後遺症によるもの，薬剤性（ドパミン遮断薬～抗精神病薬，抗うつ薬，消化性潰瘍薬，制吐薬，降圧薬，抗てんかん薬など）によるもの，中毒性（一酸化炭素中毒，マンガン中毒，MPTP暴露など）によるもの，脳腫瘍，正常圧水頭症，他の神経変性疾患（進行性核上性麻痺，皮質基底核変性症，多系統萎縮症など）などがある．これらの鑑別診断には，神経症候に加えて，病歴，治療内容，診察所見，血液検査，画像検査〔頭部MRI，脳血流SPECT，心筋MIBGシンチグラフィー，DAT SPECTなど〕，自律神経機能検査，高次機能検査，抗PD薬に対する反応，などを組み合わせて行う．

上述のパーキンソン症候群は，しばしば歩行障害と排尿障害を同時にきたす．排尿障害を考慮に入れた，パーキンソン症候群の鑑別診断について，国際禁制学会（International Continence Society: ICS）から最近出版されたフローチャートがある[12]．ICSから許諾を頂き和訳したものを転載するので，参照いただきたい（図1）．

4 歴史・疫学

PDは，ロンドンの'神経内科'医ジェームズ・パーキンソンにより，1817年に「振戦麻痺の論評 An essay on the shaking palsy」として，6症例について詳細に記載された疾患である[13]．パーキンソン病（la maladie de Parkinson, Parkinson's disease）の名前は，1888年にパリのサルペトリエール病院の'神経内科'医ジャン・マルタン・シャルコーにより提唱され[2]，その中で，PDの振戦と固縮が注目された．1912年，ドイツの神経病理学者フレデリック・レビーにより，レビー小体が記載された．1919年，パリの神経病理学者コンスタンチン・トレチアコフにより，PDの黒質緻密層病変が明確に記載された．1964年，スウェーデンの神経化学者アニタ・ダールシュトロームらによって，脳内のドパミン神経系が記載され，黒質緻密層のドパミン神経がA9と命名された．続いて，

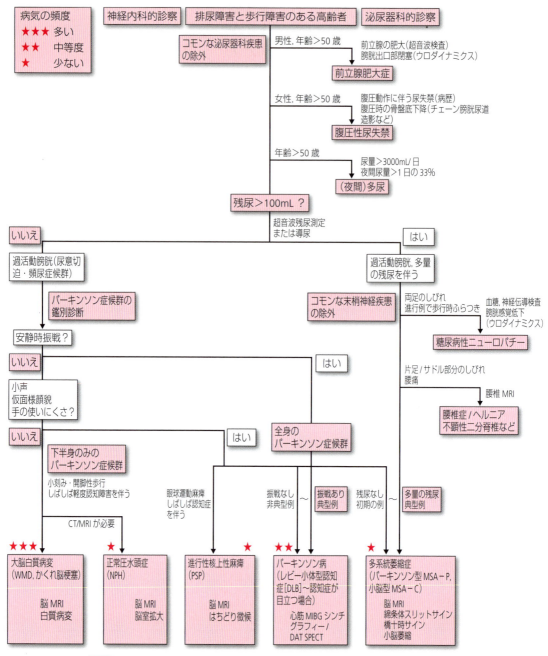

図1 下部尿路機能障害と歩行障害がある高齢者〜PD の診断がついていない場合

(以下解説和訳)

　神経疾患の鑑別診断は，歩行障害を扱う神経内科医が行うことが多い．一方，下部尿路機能障害と歩行障害の両方がある患者が，泌尿器科外来を最初に受診することは少なくないものと思われる．その際，泌尿器科医も，ある程度の神経疾患の鑑別法を知っておくとよいと思われる．泌尿器科医と神経内科医が協力して患者の診療にあたることが，患者の生活の質（quality of life: QOL）を高めることにつながると思われる．

　高齢者の歩行障害/転倒（パーキンソン症候群，左右差のない緩徐・小刻み歩行）はしばしば下部尿路症状（lower urinary tract symptom: LUTS），特に過活動膀胱（overactive bladder: OAB）を伴う．その理由は十分に明らかでないが，同じ脳の病変（前頭前野，大脳基底核など）が，同時に歩行障害と OAB をきたすことが知られるようになってきた．

　下部尿路機能障害と歩行障害がある高齢者では，まずコモンな泌尿器科疾患の有無を診断し対処する．これら

の中で，50歳以上の男性患者の場合，前立腺肥大の有無を，超音波前立腺計測（正常＜20 mL，30 mL 位から典型的な排尿困難・頻尿症状を呈する），膀胱鏡，前立腺特異抗原などを行って確認する．膀胱出口部閉塞は，ウロダイナミクスでの閉塞パターンで確認できる．同様に，50歳以上の女性患者では，腹圧性尿失禁の有無を問診する（咳，笑う，急に立ち上がるなどの腹圧動作で尿失禁がみられる）．腹圧時膀胱尿道造影（腹圧時の骨盤底の下降と膀胱尿道角の開大），腹圧負荷ウロダイナミクスで確認できる．排尿日誌（排尿量と症状を24時間で記載するもの）を行うと，多尿（1日尿量が3000 mL以上），夜間多尿（夜間尿量が1日の33％以上）が確認できる．

次に（または上記の前に），残尿測定を超音波（携帯型超音波残尿測定器〜ブラダーマネージャー BVI6100など）またはカテーテルで行う．コモンな泌尿器科疾患がないにもかかわらず，多量（100 mL以上）の残尿がある場合は，末梢性の神経因性膀胱が考えられる．これらの中で，コモンな末梢神経疾患として，糖尿病性ニューロパチー（末梢神経炎）と，腰椎症がある．糖尿病性ニューロパチーの典型例では，左右差のない両足先のしびれがみられ，血糖，神経伝導検査，ウロダイナミクスでの膀胱知覚低下により確認できる．腰椎症は，一側下肢後面から尻（サドル領域）にかけてのしびれがみられ，腰椎 MRI (magnetic resonance imaging) で確認できる．脊髄疾患（多発性硬化症など）では，しびれ・歩行障害がなく，残尿のみをきたすことは稀である．

これらが否定された場合，多系統萎縮症（multiple system atrophy-parkinsonian type: MSA-P，パーキンソン型）の可能性がある．PDとMSA-Pの歩行障害は区別が難しいことが少なくない．しかし，PDと異なり，MSA-Pでは頸部前屈，足のジストニア，錐体路徴候，下部尿路以外の自律神経徴候（起立性低血圧，睡眠時無呼吸など）がしばしばみられ，脳MRIでの被殻のスリットサイン，橋のクロスサイン，小脳萎縮により確認できる．MSAの頻度は少ない（★）．

多量の残尿がない場合，下部尿路症状（LUTS）の主体は過活動膀胱（OAB）と考えられ，OABを伴うパーキンソン症候群の鑑別を行う．これらの中で，安静時振戦はPDで特徴的にみられる．認知症を伴う場合，レビー小体型認知症が病名となる．便秘，大人の寝言（レム睡眠行動異常）をしばしば伴い，嗅覚低下が一部の患者にみられる．脳 DAT SPECT（感度・特異度85％程度），心筋 MIBG シンチグラフィー（感度・特異度90％程度）で確認できる．PDの頻度は中等度である（★★）．

振戦がない場合，上半身の動きの乏しさ（小声／仮面様顔貌／手の使いにくさ）があるとMSAその他の変性疾患の可能性が高い．MSAは，初期（発症から2年以内）には残尿がみられず，その後多量の残尿・尿閉に至ることが多い．変性疾患の1つである進行性核上性麻痺（progressive supranuclear palsy: PSP）は，核上性眼球運動障害（呼んでも目線が合わないなど），認知症をしばしば伴う．MRIでの中脳萎縮（ハチドリサイン，皇帝ペンギンサイン）により確認できる．PSPの頻度は少ない（★）．

上半身の動きの乏しさがない場合，非変性性の下半身のパーキンソン症候群が考えられ，開脚をしばしば伴う．代表的な疾患は白質型多発性脳梗塞（white matter disease: WMD，かくれ脳梗塞ともいわれる）である．WMDの3徴として，（脳）血管性パーキンソン症候群，（脳）血管性認知症，（脳）血管性尿失禁があり，尿失禁の前にOABの時期が通常みられる．進行すると，感情失禁，誤嚥性肺炎もみられる．MRIでの白質病変により確認できる．WMDの頻度は多い（★★★）．WMDと鑑別を要する疾患として正常圧水頭症（normal pressure hydrocephalus: NPH）がある．ベッドサイドでの3徴はWMDと区別が難しく，MRI前額断での脳室拡大，穹窿部圧排，シルビウス裂開大により確認できる．NPHの頻度は少なく（★），WMDの1/10程度とされる．しかし，シャント手術で改善することから，見落とさないようにする必要がある．さらに稀な疾患，フローチャートに当てはまらない症例もあるが，まずこれらに留意するとよいと思われる．

PDでの黒質緻密層ドパミン減少が記載され，ドパミン補充療法が開始され，PDの重症度分類が，ニューヨークのマウントサイナイ病院の神経内科医マーガレット・ヘーンとメルビン・ヤールにより記載された．その後，PDの研究が進むにつれ，遺伝性PDでレビー小体／α-シヌクレイン沈着を欠く例があること，非特異的（偶然）なレビー小体沈着例があること，非運動症候のみの例があること，などが明らかにされ，PDの概念はさらに拡大しつつある[14,15]．

上記をまとめると，PDは，脳内の神経伝達物質のひとつであるドパミンが減少することで起こる，ふるえ（振戦），動作の鈍さ（動作緩慢，寡動・無動），筋肉のこわばり（固縮），バランスの悪さ（姿勢反射障害）といった4大徴候を主要な症状とする，代表的な神経変性疾患である．運動症状以外に，認知機能障害，精神症状，自律神経障害，

睡眠・覚醒障害，感覚障害などの非運動症状をきたすことが最近注目され，また便秘やうつ，においのわかりにくさ（嗅覚の低下），レム期に体が動く・寝言をいう（レム睡眠行動障害）などの，一部の非運動症状が運動症状に先行して生じることが判明している[11,16,17]．

　PDの本邦での有病率は，100〜150人/10万人（欧米では150〜300人/10万人）とされているが，診断技術の向上および長寿，高齢化に伴い，有病率は増加している．女性に多いとの報告がある一方で，性差はないとする報告もある．発症年齢は50〜65歳に多いとされているが，近年発症年齢の高齢化がみられている．また高齢になればなるほど発病率は増加し，60歳以上では1％以上の人がPDともいわれている．一説では，通常100歳以上でしか生じない症状・病態が，比較的若年で生じるとのことから，本疾患を老化が促進した疾患としてとらえる考えもある．一方で，40歳以下で発症するearly-onset PDという一群も存在する（本邦では数％）．

5　症候

　PDでは運動症状および非運動症状をきたす．運動症状は，ふるえ（振戦），動作の鈍さ（動作緩慢，寡動・無動），筋肉のこわばり（固縮），バランスの悪さ（姿勢反射障害）の4大徴候のほか，仮面様顔貌，構音障害・小声・吃音（どもり），嚥下障害，流涎，小字症，巧緻運動障害（細かい動作の障害），姿勢異常，歩行障害などがある．姿勢異常には，前傾・前屈，側屈，腰曲り，首下がりなど，歩行障害には，小刻み歩行，加速・突進歩行，すくみ足，すり足などがある．

　非運動症状には，認知機能障害，精神症状，自律神経障害，睡眠・覚醒障害，感覚障害などがある．認知機能障害には，病初期からみられることが少なくない注意障害，遂行機能障害，視空間認知障害のほか，記憶障害，表情認知障害，社会的認知障害，意思決定障害などがある．精神症状としては，神経症（いらいら不安）・抑うつ症状（ふさぎ込み），アパシー（興味・関心の喪失），アンヘドニア（快感の喪失），幻覚・妄想のほか，衝動制御障害（食欲亢進・過食，性欲亢進，病的買いあさり，病的賭博など），反復常同行動などがある．自律神経障害には，胃もたれ，便秘，排尿機能障害，性機能低下，起立性・食後性・運動後・排尿排便後の失神，発汗障害，腺分泌の低下，脂漏性皮膚，網状皮斑（リベドー）などがある．睡眠・覚醒障害には，不眠/中途覚醒，睡眠相の前進後進/過眠/日中の眠気，レム睡眠行動異常/夜驚/悪夢，睡眠時無呼吸・低呼吸，むずむず脚症候群などがある．感覚障害には，痛みしびれ違和感不快感，嗅覚の低下，味覚の低下などがある．

　経過が長期になると，運動症状，非運動症状ともに，有症率，重症度が増加するほか，長期治療に伴う合併症が生じてくる．症状としては，薬が効かない状態が強く出る，1) wearing-off現象（薬の効果が短時間で切れる），2) delayed on現象（薬の効果発現まで時間がかかる），3) no on現象（薬を飲んでも効かない），4) on-off現象（内服時間と無関係に急に動けなくなる）のほか，薬が効きすぎて今までにない症状が出現する，1) ジスキネジア（手足体がクネクネする，ゆれる，落ち着かない）やジストニア（手足が曲

がったままの姿勢になるなど），2）過眠/突発性睡眠〔PD/レビー小体型認知症（DLB）で元々みられることがある〕，3）幻覚/妄想（PD/DLB で元々みられることがある），4）衝動制御障害/薬への渇望依存乱用（PD/DLB で元々みられることがある，ドパミン調節障害）などがあり，前者は抗 PD 薬の補充などで改善し，後者は抗 PD 薬の減量で改善する．

6　病理・薬理

　PD は，病理学的に，マクロでは黒質のメラニン含有細胞による黒色の所見の脱落がみられる（図2）．ミクロでは，レビー小体（細胞質内封入体）が病変部位の神経細胞に認められる．このことから PD はレビー小体型認知症や純粋自律神経機能不全症（pure

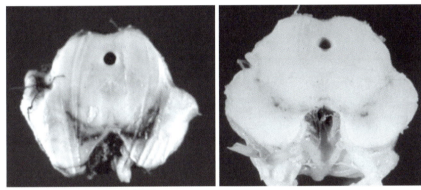

図2　パーキンソン病の黒質萎縮
左：正常人の中脳の黒質緻密層（黒い部分が明らかに見える）．
右：PD の中脳の黒質緻密層（黒い部分が見えなくなっている）．PD では，中脳の黒質緻密層の，ドパミン産生神経細胞が変性脱落し，投射先の線条体のドパミン不足とアセチルコリンの増加が起こっている．

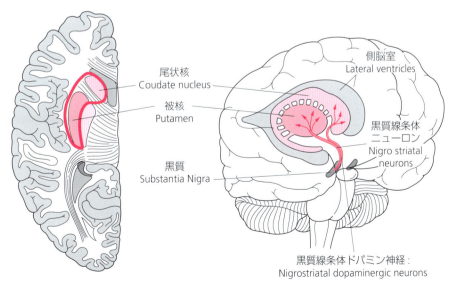

図3　黒質線条体ドパミン神経系（「イオフルパン診療ガイドライン」から抜粋）

autonomic failure: PAF) とともに，レビー小体を有する疾患スペクトラム上に属する疾患と考えられている．レビー小体の主成分は，変性したα-シヌクレイン蛋白であることから，PD および上記疾患は，多系統萎縮症とともに，α-シヌクレノパチーという広い疾患群にも分類される[18,19]．

　PD は，薬理学的に，脳幹の中脳にある黒質のドパミンを産生する神経細胞が変性，脱落して生じる，投射先の線条体のドパミン不足とアセチルコリンの相対的増加がみられる（図3）．潜在的に進行し，ドパミンが 20％ 以下になると運動症状などが出現すると考えられている．加齢でも，黒質の細胞や脳内のドパミンが減少し，正常でも 100 歳頃になるとパーキンソン症状を呈するともいわれている．PD で，このような加齢的変化が早まる原因は未だ不明である．遺伝的素因や環境因子，さらには未解明の因子が考えられている．

　最近では，黒質の細胞に先行してまたは同時に，迷走神経背側核，疑核，縫線核，青斑核，嗅球・前嗅核，扁桃体などに変性が生じ，運動症状よりも先に発現する非運動症状 (non-motor symptom) / 前運動症状 (pre-motor symptom) に関与することが報告されている．その他にも，大脳，間脳，小脳，脊髄（中間外側核），末梢自律神経の各部に病変が及び，多彩な症状に関与することが知られている．非運動症状には，ドパミン作動系の病変が関与し，ドパミン療法に反応する場合もあれば，ドパミン作動系以外の病変に由来し，ドパミン補充療法に抵抗性の場合もある[20,21]．

7　画像

　PD の主要な脳内病変である黒質緻密層萎縮は，5×3 mm 程度であり，脳 MRI で描出するのが長らく困難であった．しかし，最近，ニューロメラニン選択的 MRI/ニグロソー

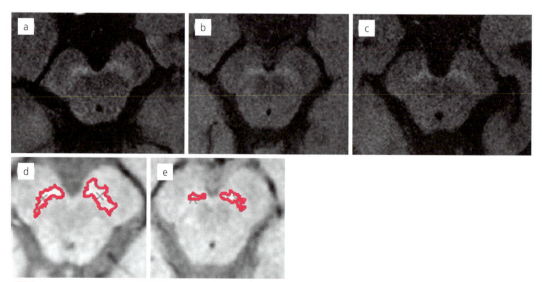

図4　ニューロメラニン選択的 MRI/ニグロソーム選択的 MRI (Reimão S, et al. Eur J Neurol. 2015; 22: 540-6[22]. より)
　　　　(a) 正常対照，(b) 初診 PD 患者，(c) 経過 2.5 年 PD 患者
　　　　(d), (e) は (a), (c) のイメージ画．黒質緻密層の萎縮がみられる．

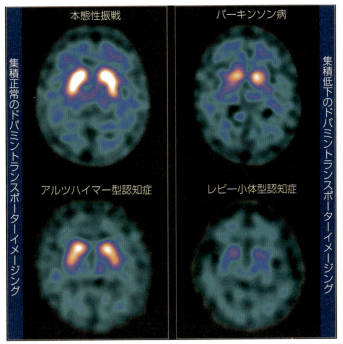

図5 黒質線条体ドパミン神経終末の可視化: DAT SPECT〔日本メジフィジックス（株）DAT SPECT の製品パンフレットから抜粋〕

左上: 本態性振戦，左下: アルツハイマー病．これら2疾患では，黒質ドパミン神経が投射線維を送る終末（線条体）での，ドパミントランスポーター画像（DAT SPECT）は正常である．

右上: PD，右下: DLB．これら2疾患では，黒質ドパミン神経が投射線維を送る終末（線条体）での，ドパミントランスポーター画像（DAT SPECT）が低下している．これは，これら2疾患での黒質ドパミン神経の変性を表すものである．

なお本検査は，多系統萎縮症，進行性核上性麻痺など（これらの疾患では，ドパミン神経のシナプス前と後の両者に異常がみられる）でも異常が認められるので，注意が必要である．

ム選択的 MRI が行えるようになってきた．PD の黒質/腹側被蓋野と青斑核には，カテコラミン代謝と並行してニューロメラニンが沈着しており，肉眼的に黒く見えることが知られている．ニューロメラニン（その集合はニグロソームといわれる）はドパミンと同様にチロシンから生合成され蓄積されるため，ニューロメラニンの細胞内含量はドパミンの細胞内含量とよく相関すると考えられている．ニューロメラニン画像は，PD の黒質病変を直接とらえるものであり，PD を MRI で描出する方法といえる（図4）．

同様に，PD での経頭蓋超音波による黒質のエコー増強が最近報告されているが[23]，否定的な意見もあり，今後の検討が待たれる．

ドパミン神経の終末（ドパミン神経のシナプス前側）を描出する検査として，以前からフルオロドーパ PET 検査が行われてきた．2014年から，SPECT で使える核種として，ドパミントランスポーター（ドパミン神経の終末に多く分布し，ドパミンの再吸収に関わる）を標識する ^{123}I イオフルパンが利用可能となった（ドパミントランスポーター

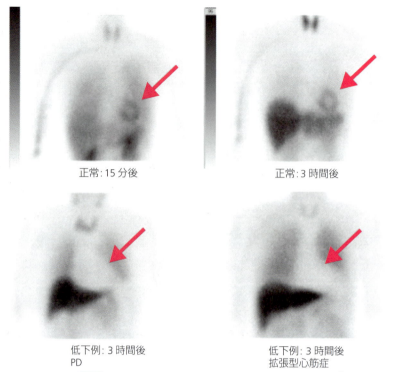

図6 心筋交感神経シンチグラフィー（^{123}I-MIBG）

上：正常例．
下左：PD例．下右：拡張型心筋症例．
PDでは，心不全が全くない無症候例でも，運動障害のごく初期から，拡張型心筋症と区別ができない高度の心筋MIBGシンチグラフィー異常がみられる．これは，PDが全身病であることによるものといえる．
なお本検査は，三環系抗うつ薬や，レセルピンなどの薬剤内服時も異常をきたすので，注意が必要である．

dopamine transporter，DAT SPECT）．DAT SPECTの感度・特異度は85％程度で，保険収載されている[9]（図5）．

　心臓交感神経の終末を描出する心筋MIBGシンチグラフィーは，褐色細胞腫（異常高血圧などをきたす）で陽性となり，心筋症などで欠損することから，循環器領域で広く使用されてきた．1990年代から，PDでの無症候の心筋MIBGシンチグラフィー異常が報告され[24]，現在は，PDの画像マーカーとして重要な位置づけを占めるようになった（図6）．これは，PDが全身疾患であることを反映している．感度・特異度は90％程度であり，PDおよびDLBの診断での利用が保険審査上も認められている[10]．PDでは，MSA，PSPと異なり，ドパミン神経のシナプス後側のD1受容体，D2受容体機能は保たれており，除神経過敏により，むしろ受容体数／アフィニティの増加がみられる．

8 遺伝子

　PDの多くは遺伝性のない孤発例だが，遺伝性のある家族性のPDの例が全体の5〜

10％存在する．遺伝形式から優性遺伝性と劣性遺伝性に分けられる．優性遺伝性は黒質だけでなく多岐にわたり病変の広がりが観察される．現在までに Park1 から 20 までとその他のタイプを合わせて 25 個の遺伝子座が報告されている．優性遺伝性で晩発発症の代表的なものには，SNCA（PARK1, 4），LARK2（PARK8），VPS35（PARK17）などの遺伝子異常によるものがある．劣性遺伝性で若年または早期発症の代表的なものとしては，Parkin（PARK2），PINK1（PARK6），DJ1（PARK7），ATP13A2（PARK9）などの遺伝子異常によるものがある[25,26]．

9 運動症状・非運動症状の治療

　現在も PD に対する根本的な治療法はなく，病気の進行を遅らせる治療法は確立していない．しかし，ごく最近，神経変性の機序が明らかになるにつれ，変性すなわち症状の進行を遅らせるための治療法（神経保護薬による治療法）が試みられるようになってきた．また変性した神経を再生させる遺伝子治療や，幹細胞移植などの根本治療が，試みられるようになってきた．日本において本疾患は，1978（昭和 53）年 10 月 1 日に，特定疾患治療研究事業対象疾患に指定され，公費受給が可能となっている．

　一方，運動障害，非運動障害の病態が徐々に明らかとなり，それぞれの症状に対する対症療法が比較的確立し，ADL を向上させたり，生命予後を延長することができるようになってきた．運動障害に対する抗 PD 薬その他の使い方，種類と作用機序については，下記の文献 27 を参照されたい．

コラム② パーキンソン病での起立性低血圧治療薬の下部尿路機能障害への影響

　自律神経障害としての起立性低血圧（orthostatic hypotension: OH, postural hypotension）は PD 患者の 30～40％に合併することが知られている[a]．治療としては血管内容量を増加させるフルドロコルチゾンやバゾプレッシンアナログ，末梢血管抵抗を直接増加させる α_1 受容体作動薬（ミドドリン），交感神経終末からノルアドレナリンの放出を促進したり再吸収を抑制したりする間接的交感神経刺激薬（アメジニウム），自律神経節に作用して間接的に交感神経を刺激するコリンエステラーゼ阻害薬（ピリドスチグミン）などが用いられてきた[a]．末梢と中枢でノルアドレナリンに変換されるドロキシドパの有用性も報告されている[b]．これらの薬剤は，膀胱出口部平滑筋の緊張を亢進させる可能性があり，前立腺肥大症などの下部尿路閉塞がある症例，あるいは排尿筋低活動がある症例に投与された場合，残尿が増加したり尿閉をきたしたりすることが危惧される．しかし，この点に関する検討はほとんどなされていない．

　様々な疾患を対象としたミドドリンのメタ解析によれば，対照薬あるいはプラセボに対する排尿遅延あるいは尿閉のリスク比は 5.848（95% CI 1.344-25.445）とされ，排尿障害のリスクが有意に高まることが示されている[c]．さらに，排尿管理法として自排尿を選択されていた頸髄損傷症例に対するミドドリンの投与で，自排尿困難・水腎症・膀胱変形な

どの副作用が生じたとする症例報告もある[d]．ドロキシドパについては，本邦の無作為比較試験・オープン試験の報告では残尿増加は認められておらず[e,f]，最近の臨床研究でも詳細不明ながら263例中1例のみで尿路閉塞が生じたのみとされている[g]．アメジニウムについては，少数例の多系統萎縮症を対象とした検討で残尿増加が認められている[h]．

　以上のことから，特にミドドリン，アメジニウムを使用する場合には，投与前に下部尿路症状，特に排尿症状・排尿後症状の有無を確認するとともに前立腺体積測定や残尿測定を行い，臨床的に問題となる前立腺肥大症や排尿筋低活動を除外しておくことが必要であると思われる．また，投与開始後には定期的な残尿測定を行ったほうがよいと思われる．

文献
a) Kaufmann H, Goldstein DS. Autonomic dysfunction in Parkinson disease. Handb Clin Neurol. 2013; 117: 259-78.（総説）
b) Isaacson SH, Skettini J. Neurogenic orthostatic hypotension in Parkinson's disease: evaluation, management, and emerging role of droxidopa. Vasc Health Risk Manag. 2014; 10: 169-76.（総説）
c) Parsaik AK, Singh B, Altayar O, et al. Midodrine for orthostatic hypotension: A systematic review and meta-analysis of clinical trials. J Gen Intern Med. 2013; 28: 1496-503.（Ⅱ）
d) Vaidyanathan S, Soni BM. Midodrine: Insidious development of urologic adverse effects in patients with spinal cord injury: A report of 2 cases. Adv Ther. 2007; 24: 712-20.（Ⅳ）
e) 楢林博太郎, 中西孝雄, 吉田充男, 他. パーキンソン病におけるL-DOPSの治療効果―L-ドパ基礎治療例におけるプラセボを対照薬とした二重盲検法による検討―. Clin Eval. 1987; 15: 423-57.（Ⅲ）
f) 楢林博太郎, 中西孝雄, 金澤一郎, 他. パーキンソン病ならびにパーキンソン症候群におけるL-threo-3,4-Dihydroxyphenylserineの臨床効果―全国45施設共同研究オープン試験結果―. 薬理と治療. 1987; 15（Suppl2）; 411-43.（Ⅲ）
g) Kaufmann H, Freeman R, Biaggioni I, et al. Droxidopa for neurogenic orthostatic hypotension. A randomized, placebo-controlled, phase 3 trial. Neurology. 2014; 83: 1-8.
h) Sakakibara R, Uchiyama T, Asahina M, et al. Amezinium metilsulfate, a sympathomimetic agent, may increase the risk of urinary retention in multiple system atrophy. Clin Auton Res. 2003; 13: 51-3.（Ⅲ）

●文献

1) Hughes AJ, Daniel SE, Kliford L, et al. Accuracy of clinical diagnosis of idiopathic Parkinson's disease: a clinico-pathological study of 100 cases. J Neurol Neurosurg Psychiatry. 1992; 55: 181-4.
2) Twelves D, Perkins KS, Counsell C. Systematic review of incidence studies of Parkinson's disease. Mov Disord. 2003; 18: 19-31.
3) Alves G, Müller B, Herlofson K, et al; Norwegian ParkWest study group. Incidence of Parkinson's disease in Norway: the Norwegian ParkWest study. J Neurol Neurosurg Psychiatry. 2009; 80: 851-7.
4) 水野美邦, 近藤智善, 編著. よくわかるパーキンソン病の全て, 改訂第2版. 東京: 永井書店; 2011.
5) 山本光利, 編著. パーキンソン病　臨床の諸問題2. 東京: 中外医学社; 2011.
6) 服部信孝, 編訳. 運動障害診療マニュアル; 不随意運動領のみかた. 東京: 医学書院; 2013.
7) Hoehn M, Yahr M. Parkinsonism: onset, progression and mortality. Neurology. 1967; 17: 427-42.
8) Movement Disorder Society Task Force on Rating Scales for Parkinson's Disease. The Unified Parkinson's Disease Rating Scale（UPDRS）: status and recommendations. Mov Disord. 2003; 18: 738-50.

9) 山門穂高, 高橋良輔. パーキンソン病の薬物療法. 今日の神経疾患治療指針, 第2版. 東京: 医学書院; 2013: p. 728-33.
10) Suwijn SR, de Bruin K, de Bie RM, et al. The role of SPECT imaging of the dopaminergic system in translational research on Parkinson's disease. Parkinsonism Relat Disord. 2014; 20 Suppl 1: S184-6.
11) Sakakibara R, Tateno F, Kishi M, et al. MIBG myocardial scintigraphy in pre-motor Parkinson's disease: a review. Parkinsonism Relat Disord. 2014; 20: 267-73.
12) The Parkinson's disease subcomittee (Sakakibara R, Panicker J, Finazzi-Agro E, et al.), The Neuourology Promotion Committee, and The International Continence Society. The International Continence Society. A guideline for the management of bladder dysfunction in Parkinson's disease and other gait disorders. Neurourol Urodynam. 2015: doi: 10.1002/nau.22764. [Epub ahead of print] PMID: 2581003
13) Parkinson J. An essay on the shaking palsy. London: Sherwood, Neely and Jones; 1817. Reprinted in: Neuropsychiatric classics. J Neuropsychiatry Clin Neurosci. 2002; 14: 223-36.
14) Langston JW. The Parkinson's complex: parkinsonism is just the tip of the iceberg. Ann Neurol. 2006; 59: 591-6.
15) Berg D, Postuma RB, Bloem B, et al. Time to redefine PD? Introductory statement of the MDS Task Force on the definition of Parkinson's disease. Mov Disord. 2014; 29: 454-62.
16) Colosimo C, Morgante L, Antonini A, et al. Non-motor symptoms in atypical and secondary parkinsonism: the PRIAMO study. J Neurol. 2010; 257: 5-14.
17) Sakakibara R, Fowler CJ. Bladder dysfunction in Parkinson's Disease. In: Non-Motor Symptoms of Parkinson's Disease. 2nd ed. Chaudhuri KR, Tolosa E, Schapira A, et al. editors. UK: Oxford University Press; 2014. p. 408.
18) Zaccai J1, Brayne C, McKeith I, et al. Patterns and stages of alpha-synucleinopathy: Relevance in a population-based cohort. Neurology. 2008; 70: 1042-8.
19) McCann H, Stevens CH, Cartwright H, et al. α-Synucleinopathy phenotypes. Parkinsonism Relat Disord. 2014; 20 Suppl 1: S62-7.
20) Sung VW1, Nicholas AP. Nonmotor symptoms in Parkinson's disease: expanding the view of Parkinson's disease beyond a pure motor, pure dopaminergic problem. Neurol Clin. 2013; 31 (3 Suppl): S1-16.
21) Storch A, Schneider CB, Wolz M, et al. Nonmotor fluctuations in Parkinson's disease. Neurology. 2013; 80: 800-9.
22) Reimão S, Pita Lobo P, Neutel D, et al. Substantia nigra neuromelanin magnetic resonance imaging in de novo Parkinson's disease patients. Eur J Neurol. 2015; 22: 540-6.
23) Berg D. Substantia nigra hyperechogenicity is a risk marker of Parkinson's disease: yes. J Neural Transm. 2011; 118: 613-9.
24) Iwasa K, Nakajima K, Yoshikawa H, et al. Decreased myocardial 123I-MIBG uptake in Parkinson's disease. Acta Neurol Scand. 1998; 97: 303-6.
25) Klein C, Westenberger A. Genetics of Parkinson's disease. Cold Spring Harb Perspect Med. 2012; 2: a008888.
26) Trinh J, Farrer M. Advances in the genetics of Parkinson disease. Nat Rev Neurol. 2013; 9: 445-54.
27) 日本神経学会, 編. パーキンソン病治療ガイドライン. 編集委員長 高橋良輔, 協力学会: 日本神経治療学会, 日本脳神経外科学会, 日本定位・機能神経外科学会, 日本リハビリテーション医学会. 東京: 医学書院; 2011.

D. パーキンソン病における下部尿路機能障害の基礎的検討

■ 要約 ■

　パーキンソン病（Parkinson's disease: PD）は，下部尿路機能障害をきすことが多いが，不明な点が少なくない．

　正常動物およびドパミン神経毒などを投与して作成されたモデル動物を用いた実験的検討から，排尿反射は膀胱と脳幹部〔中脳水道周囲灰白質（periaqueductal gray matter: PAG）・橋排尿中枢（pontine micturition center: PMC）〕を介する反射であり，特にPAGは，大脳基底核・前頭前野などの上位中枢により，スイッチオンが必要になるまで抑制されている．

　大脳基底核ドパミンと膀胱機能との関連をみると，大脳基底核は膀胱抑制的（蓄尿促進的）に働くと考えられている．ネコ黒質緻密層には蓄尿期に発火するニューロンが多く，黒質緻密層の電気刺激で排尿反射が抑制される．マイクロダイアライシスによる検討で，ネコの線条体ドパミン濃度は蓄尿期に上昇している．ドパミン受容体にはD1様受容体・D2様受容体の2種類があり，ラットではD1アゴニストの脳室内投与で排尿反射が抑制され，D2アゴニストの脊髄腔内投与，全身投与で排尿反射が亢進する．すなわち，黒質線条体ドパミンニューロンは，主に線条体のD1受容体を介して排尿反射を抑制していると考えられる．一方，1-methyl-4-phenyl-1, 2, 3, 6-tetrahydropyridine（MPTP）や6-hydroxydopamine（6-OHDA）誘発PDモデル動物では，排尿反射亢進がみられる．これらの実験的結果から，PDでは黒質病変に伴い前頭前野-大脳基底核ドパミンD1直接路（膀胱抑制系）が低下し，D2間接路（膀胱促進系）が亢進しており，結果として排尿反射弓が高まっていることが想定される．

　ただし，PDではドパミン神経の他に，橋延髄縫線核のセロトニン含有細胞，橋青斑核・胸腰髄交感神経核のノルアドレナリン含有細胞，マイネルト基底核・脚橋被蓋核のアセチルコリン含有細胞など，広汎に細胞脱落をきたすことが知られるようになってきており，今後の研究が期待される．

● はじめに　　パーキンソン病（Parkinson's disease: PD）では運動障害だけでなく，様々な非運動症状を呈することが知られている[1]．非運動症状の中で，自律神経障害は生活の質（quality of life: QOL）低下に大きく影響し，特に下部尿路機能障害・便秘は病初期から認められることがわかってきている[2,3]．PDにおける下部尿路機能は過活動膀胱（overactive bladder: OAB）を中心とした高度の蓄尿障害が主体であるが[2]，PDにおける下部尿路機能障害の診断・治療を考えるうえで，その発症メカニズムを明らかにすることが重要である．

　排尿反射は脊髄-脳幹-脊髄反射で生じるが，橋より上位の高位排尿中枢が脳幹を介して排尿反射を調節していると考えられている[4]．近年の機能的脳画像を用いた研究により前頭前野，前部帯状回，島などが高位排尿中枢として注目されているが，それ以外に大脳基底核も高位排尿中枢として働いていると考えられている[5]．PDは黒質-線条体ドパミンニューロンの変性で生じるため，黒質や線条体が排尿反射に関係していることが

考えられる[6]．さらに進行期 PD 患者に行われる視床下核脳深部刺激療法（STN-DBS）が，運動障害だけでなく下部尿路機能障害にも有効であるとする報告があることから，視床下核も排尿反射に関係していると考えられる[7]．

本稿では下部尿路を支配する神経機能（下部尿路の末梢神経支配，脊髄-脳幹-脊髄反射）について説明した後，大脳基底核を中心とした高位排尿中枢と排尿反射の関係について，主に動物実験による研究結果を中心に概説する．

1　下部尿路の神経機能

1）下部尿路の末梢神経支配

【遠心系】　①副交感神経

遠心性の副交感神経は排尿筋を収縮させる作用をもつ．副交感神経線維は節前ニューロンがある仙髄中間外側核から前根を通って末梢に出て骨盤神経となり，骨盤神経節で節後線維に連絡する[4,24]．節後線維は排尿筋を支配しており，神経末端からアセチルコリン（Ach）が放出され，ムスカリン様アセチルコリン受容体に結合することで膀胱収縮が生じる（図1）．膀胱には M_2，M_3 受容体が分布しており受容体の数としては M2 のほうが多いが，膀胱収縮には主に M_3 が関与すると考えられている[4,24]．膀胱収縮には Ach 以外にアデノシン3リン酸（ATP）も関与していると考えられている．ATP の受容体と

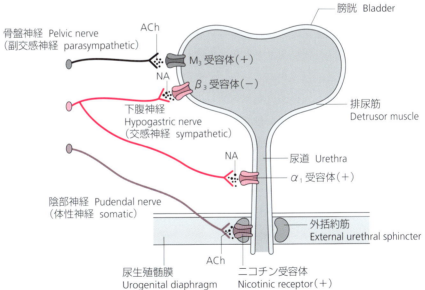

図1　下部尿路の末梢神経支配（Fowler CJ, et al. Nat Rev Neurosci. 2008; 9: 453-66[4]．より）
　副交感神経が興奮すると Ach が放出され，膀胱平滑筋上の M_3 受容体に結合することで，膀胱を収縮させる．交感神経が興奮すると NA が放出され，尿道平滑筋や膀胱頸部では $α_1$ 受容体を介して括約筋を収縮させ，膀胱体部では $β_3$ 受容体を介して膀胱を弛緩させる．体性神経が興奮すると Ach が放出され，外尿道括約筋上のニコチン（N）受容体を介して括約筋を収縮させる．
　Ach: アセチルコリン，NA: ノルアドレナリン

してはP2X1が重要と考えられている[4]．

②交感神経

遠心性の交感神経は尿道平滑筋や膀胱頸部を収縮させ，膀胱体部を弛緩させる作用をもち，主に蓄尿機能に関わっている．交感神経線維は胸腰髄中間外側核から前根を通って末梢に出て下腹神経となり，下腹神経節で節後線維に連絡する．神経末端からはノルアドレナリン（NA）が分泌され尿道平滑筋や膀胱頸部に行く線維は α_1 受容体を介して平滑筋を収縮させ，膀胱体部に行く線維は主に β_3 受容体を介して排尿筋を弛緩させる（図1）[4]．

③体性神経

遠心性の体性神経は外尿道括約筋や骨盤底筋を支配している．体性神経は仙髄S2-4の前角に位置するOnuf核から出て，陰部神経叢を経て陰部神経となる．陰部神経末端からAchを放出し，Achは横紋筋上に存在するニコチン受容体に結合し筋収縮を起こし尿道を閉じる働きをする．Onuf核は運動神経核であり，上位中枢からは興奮性グルタミン酸入力を受けて外括約筋収縮に寄与している．Onuf核へはノルアドレナリン神経・セロトニン神経系の入力もあり，青斑核からのノルアドレナリン神経が α 受容体を介して，縫線核からのセロトニン神経が5HT受容体を介してOnuf核を興奮させ外括約筋を収縮させる[8]．したがってセロトニン・ノルエピネフリン再取り込み阻害薬のSNRI（serotonin and norepinephrine reuptake inhibitor）は尿失禁（特に腹圧性尿失禁）の治療に用いられることもある[29]．

【求心系】 膀胱体部からの感覚情報は主に骨盤神経を介して脊髄に伝えられる．骨盤神経の求心性線維は蓄尿時の膀胱容量や排尿時の膀胱内圧をモニタリングしている．骨盤神経の求心性線維は有髄線維である $A\delta$ 線維と無髄線維であるC線維で構成されている[4,8]．通常の排尿反射は $A\delta$ 線維を介して生じる．C線維は伸展刺激に対する閾値が高いため，通常は活動しないが，痛み刺激や化学刺激に反応すると考えられている．神経因性膀胱や下部尿路閉塞の場合は，C線維を介した排尿反射が亢進してOABの原因となる．サブスタンスPとニューロキニンAは，それぞれ膀胱知覚神経終末のNK-1とNK-2受容体を介してC線維の神経伝達物質として作用する．近年，膀胱上皮の役割が注目され，炎症や膀胱伸展により様々な物質が膀胱上皮から分泌され知覚神経終末部を刺激することが明らかになっている（図2）[10,11]．膀胱伸展刺激により膀胱上皮からATPが放出され，知覚神経終末を刺激することが明らかとなり，加齢や下部尿路閉塞に伴うOABの発生に関与していると考えられている[27]．その他の物質としてプロスタグランジン，一酸化窒素（NO）やAchが指摘されている．

2）脳幹と排尿反射

①蓄尿反射

蓄尿により膀胱に尿が溜まると膀胱壁が伸展し，求心性刺激として骨盤神経を介して仙髄Onuf核，胸腰髄交感神経中枢に伝わる．それによりOnuf核が興奮し陰部神経を介して外括約筋を収縮させ，さらに胸腰髄交感神経からの遠心路を介して膀胱を弛緩させ蓄尿を保つ．また橋に存在する橋蓄尿中枢（pontine storage center: PSC）からOnuf核

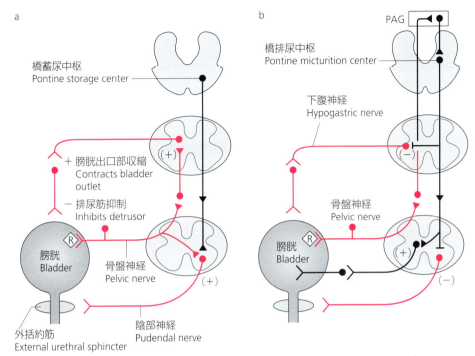

図2 脊髄-脳幹-脊髄反射（Fowler CJ, et al. Nat Rev Neurosci. 2008; 9: 453-66[4]. より）

a：蓄尿反射
蓄尿時は膀胱からの知覚神経入力が胸腰髄交感神経を刺激し，膀胱平滑筋の弛緩，尿道平滑筋の収縮を引き起すことで蓄尿を維持する．体性神経（陰部神経）も刺激され外尿道括約筋が収縮する．また橋の蓄尿中枢の働きにより Onuf 核が興奮し外括約筋の収縮を助ける．

b：尿排出反射
排尿時には膀胱からの知覚神経入力が仙髄を介して PAG まで上行する．PAG から PMC に情報が伝わり，PMC からの下行路が仙髄副交感神経を刺激し膀胱が収縮し，また抑制性介在ニューロンを介して Onuf 核を抑制することで外括約筋を弛緩させることで排出が生じる．

に興奮性線維を投射し，外括約筋を収縮させる[4]（図2）．

②尿排出反射

排尿時には，膀胱からの求心刺激が脊髄を上行し，中脳水道周囲灰白質（periaqueductal gray matter: PAG）を経て橋排尿中枢に信号が伝わる．橋排尿中枢（pontine micturition center: PMC）からの下行性遠心性線維が仙髄の副交感神経を刺激して膀胱を収縮させ，また仙髄 Onuf 核と胸腰髄の交感神経中枢を抑制することで排出が生じる[4]（図2）．

2　大脳基底核と排尿反射

下部尿路の神経機能について，脊髄と下部尿路の関係や脊髄-脳幹-脊髄反射については上述のようによく知られているが，脳幹より上位の中枢が排尿反射をどのように制御しているかはよくわかっていない．近年ヒトの脳機能画像を用いた検討により，脳幹よ

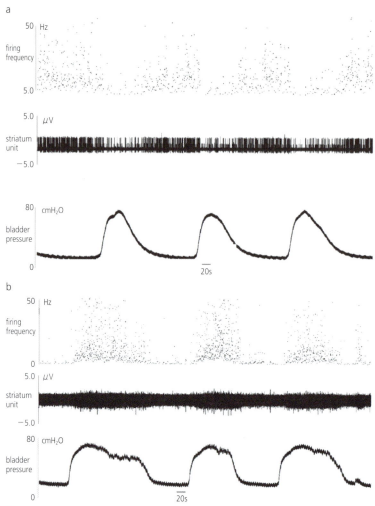

図3 蓄尿・排尿ニューロンと膀胱内圧の関係（Yamamoto T, et al. Neurourol Urodyn. 2009; 28: 549-54[13]．より）
a：蓄尿ニューロン．膀胱弛緩期に発火頻度が増大し，膀胱収縮期には減弱している．
b：排尿ニューロン．膀胱収縮期に発火頻度が増大し，膀胱弛緩期には減弱している．
上段：線条体ニューロンの発火頻度，中段：線条体細胞外電位，下段：膀胱内圧

り上位の様々な部位が排尿に関わっていることが明らかになりつつあるが，PDの病態に関与する大脳基底核と排尿反射の関係は明らかではない．Sakakibaraら[9]は正常ネコを用いて大脳基底核内の黒質・線条体・視床下核・PAGに電極を刺入し，さらに膀胱内にカテーテルを挿入し等量性排尿反射を誘発させたうえで，電気刺激により膀胱内圧がどのように変化するか，また同部位に膀胱内圧と関連して発火するニューロンが存在するかについて検討した．その際，膀胱収縮期に発火するニューロンを排尿ニューロン，膀胱弛緩期に発火するニューロンを蓄尿ニューロンと定義して，それらのニューロンの分布についても検討した（図3）．線条体についてはドパミンと膀胱内圧の関係についても検討した．

1）黒質緻密部

PDでは黒質緻密部のドパミンニューロンの変性で生じるため，黒質緻密部は高位排尿中枢として作用していると考えられる．Sakakibaraらは正常ネコを用いて実験を行い，黒質緻密部の電気刺激により膀胱収縮が抑制されることを示した．さらに黒質緻密部に膀胱内圧と関連して発火するニューロンが存在し，全体の77％が蓄尿ニューロンで，残りの23％が排尿ニューロンであった．蓄尿ニューロンは黒質緻密部全体に分布していたが，排尿ニューロンは尾側部に集中していた[12]．

電気刺激により膀胱収縮が抑制され，大部分のニューロンが蓄尿ニューロンであることから，正常ネコにおいて黒質緻密部は膀胱収縮に対し抑制的に作用していると考えられる．

2）線条体

黒質緻密部のドパミンニューロンは線条体に投射しているため，線条体にも排尿に関連するニューロンが存在すると考えられる．黒質緻密部と同様に線条体の電気刺激により膀胱収縮は抑制されたが，主に尾状核の後腹側部・被殻で抑制効果が認められた[13]．同部位に膀胱内圧と関連して発火するニューロンが認められ（図4），全体の76％が蓄尿ニューロンで，残り24％が排尿ニューロンであったが，これも黒質緻密部と同様の結果であった[13]．さらに線条体ドパミンと膀胱収縮との関係についても検討を行い，膀胱弛緩期に線条体ドパミン濃度が有意に上昇していた（図5）[14]．またドパミン受容体と膀胱収縮との関係についても様々な報告があるが，ドパミンD1受容体アゴニストの脳室内投与によりPDモデルラットの膀胱容量を増大させることがいわれており，ドパミン

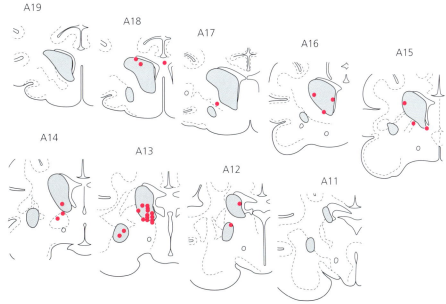

図4 **線条体における蓄尿ニューロンの分布**（Yamamoto T, et al. Neurourol Urodyn. 2009; 28: 549-54[13]．より）
蓄尿ニューロンは後腹側部の尾状核，被殻に分布していた（A19が吻側，A11が尾側）．

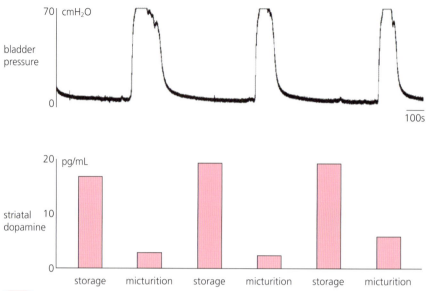

図5 線条体ドパミン濃度と膀胱内圧の関係（Yamamoto T, et al. Neuroscience. 2005; 135: 299-303[14]. より）
線条体ドパミン濃度は膀胱弛緩期に上昇している.

D1受容体は排尿反射に抑制的に働くと考えられている[15]. ドパミンD2受容体についてはドパミンD2受容体アゴニストの静脈内投与によりPDモデルラットの膀胱容量を減少させることがいわれており, 排尿反射には促進的に働くと考えられる[15]. 一方, ドパミンD1, D2受容体の双方に働くアゴニストであるアポモルフィンは, 中等量・高用量を正常ラットに投与すると投与直後は排尿反射を促進するが, 投与後数時間で排尿反射が抑制されるという2相性の変化を呈した[16].

ドパミン受容体の膀胱収縮への効果については今後さらなる検討が必要であるが, 現時点では黒質線条体ニューロンより放出されたドパミンは, 主に線条体蓄尿ニューロンのD1受容体を刺激することで膀胱収縮を抑制していると考えられる. PDでは黒質線条体ニューロンの変性によりドパミンが減少しD1受容体への刺激作用も減弱するため高度の蓄尿障害が生じると考えられる.

3) 視床下核 (subthalamic nucleus: STN)

近年, 進行期PD患者に対し視床下核の脳深部刺激療法〔subthalamic nucleus (STN)-deep brain stimulation (DBS)〕が施行されるようになり, off時の運動症状を劇的に改善させるが, 下部尿路症状も改善させることが報告されている[7]. Sakakibaraら[29]の正常ネコを用いた検討では視床下核電気刺激により膀胱収縮を抑制すること, 同部位に膀胱内圧と関連して発火するニューロンが認められ, すべて蓄尿ニューロンであった[17].

STN-DBSはさらに他の高位排尿中枢の働きにも影響を与えていることがヒトのPD患者におけるPET研究で明らかになっている. 前部帯状回や外側前頭葉などは排尿の随意調節に関わると考えられているが, STN-DBSはこれらの高位排尿中枢の活動を正常化することが明らかになった[18]. また, 蓄尿時においてSTN-DBSは視床後部や島な

どの尿意の情報処理に関連する領域の活動を，PAG を介して調節していることも PET 研究で明らかになった[19]．

STN-DBS は排尿に関連する視床下核の神経活動を直接調節している他，排尿の随意調節に関与する外側前頭葉や前部帯状回，尿意に関連する視床後部や島の神経活動を正常化することで排尿症状を改善していると考えられる．

4）中脳水道周囲灰白質（periaqueductal gray: PAG）

PAG は排尿調節においてきわめて重要な役割をはたしている[4,20,21]．仙髄からの膀胱求心線維の大部分は PAG に投射し，そこからさらに上位の感覚中枢である視床や視床下部，扁桃体に投射し，一部は島に投射する．また排尿の随意調節を担っている前頭前野からも投射を受けており，排尿時には前頭前野からのシグナルが PAG を介して後述する橋排尿中枢を刺激し排尿が生じると考えられている[4,16,17]．Liu らの正常ネコによる検討では，PAG の電気刺激で膀胱収縮が抑制され，膀胱内圧と関連して発火するニューロンが腹外側部と外側部に認められた．全体の 58% が蓄尿ニューロンで 42% が排尿ニューロンであった[22]．また Kitta ら[23]の検討により正常ラットでは排尿時に PAG で GABA（gamma-aminobutyric acid）の低下が起きるが，ドパミン D1 拮抗薬を正常ラットの PAG に投与すると排尿反射が促進され，さらに排尿時の GABA 低下が生じないこと，PD モデルラットでも排尿反射が促進され，排尿時の GABA 低下が生じないことがわかった．これらから正常では PAG においてドパミン D1 受容体や GABA 作動性ニューロンを介して排尿反射を抑制しているが，PD ではそれらの機構が破綻するため蓄尿障害が生じると考えられる[23]．

5）橋排尿中枢（pontine micturition center: PMC）

膀胱容量が閾値を超えるか，前頭前野にて排尿の指令が出た時に，PAG を介して PMC に排尿のシグナルが送られる．PMC からは仙髄中間外側核の副交感神経ニューロンや仙髄前角 Onuf 核の抑制性介在ニューロンに投射しており，排尿時には PMC からのシグナルが仙髄副交感神経ニューロンの興奮，Onuf 核の抑制性介在ニューロンの興奮を介して膀胱収縮，尿道弛緩が生じ排尿反射が生じると考えられている[4,20,21]．

PMC には蓄尿ニューロンが 51%，排尿ニューロンが 21%，膀胱収縮開始時に発火するニューロンが 4% 存在し，残りのニューロンは膀胱収縮と無関係に常に発火していると考えられている．蓄尿時には蓄尿ニューロンが排尿ニューロンを抑制しているが，排尿時には蓄尿ニューロンが抑制されることで，排尿ニューロンの抑制が取れて排尿が生じると考えられている[24]．

> **コラム ❸ パーキンソン病の膀胱に対して，L-ドパが短期的に亢進（増悪）・長期的に抑制（改善）の2相性効果を出す理由は？**
>
> L-ドパはパーキンソン病（Parkinson's disease: PD）の下部尿路機能障害に対する影響は，短期効果と長期効果との間に解離がみられ，結論が出ていないようである．その理由として推定されるものとして，1) シナプス後受容体（D1, D2）の感度がmilimolarであるのに対して，樹状突起上の受容体（D2）の感度はpicomolarであり，L-ドパによりD2自己受容体を介してドパミンニューロンが抑制される可能性があること．2) 進行期PDでは，ドパミン受容体が減少し過敏性を呈する可能性があること．3) 視床下部A11ドパミンニューロンは脊髄に投射しており，脊髄でのD2受容体刺激は排尿反射を亢進させることが知られている．

6) 前頭前野

前頭前野の特に内側部の病変（腫瘍，血管障害）で頻尿・切迫性尿失禁などが生じることが1964年にAndrewとNathanにより報告されてから[25]，前頭前野が高位排尿中枢として重要な役割をはたしていると考えられるようになり，その後行われた様々な動物実験，機能的脳画像による検討により，現在では前頭前野は排尿反射の随意調節に関わっていると考えられている[4,20,21]．Yamamotoらの正常ネコを用いた検討では前頭前野全域にわたり膀胱内圧と関連して発火するニューロンが認められたが，全体の84%が蓄尿ニューロンで残り16%が排尿ニューロンであった．これらのニューロンの多くは前頭前野内側部に多く分布していた[26]．前頭前野はPAGとの間に密な線維連絡を有するため，前頭前野はPAGを介して排尿反射を調節していると考えられている．すなわち，蓄尿時には前頭前野はPAGを介して排尿反射を抑制しているが，前頭前野で排尿開始の意思決定がなされるとPAGを介してPMCの排尿ニューロンを興奮させて排尿が生じると考えられる[4,20,21]．

3 パーキンソン病における高位排尿中枢ネットワーク

これまでの研究結果から脳内の様々な部位が高位排尿中枢として作用していることが明らかになってきた．それらが高位排尿中枢ネットワークとしてどのように作用しているかは不明な点が多いが，脊髄-脳幹-脊髄反射で構成される排尿反射は主にPAGを介して前頭前野による随意調節を行っているとの考えが一般的である[4,20,21]．前頭前野からは多くの線維が線条体に投射されているが，直接・間接路を介して大脳基底核からの出力は淡蒼球内節/黒質網様部から再び前頭前野に投射されるので，大脳基底核は前頭前野の働きを適切に調節していると考えられる[6]．以上の結果からPDにおける下部尿路機能障害も，大脳基底核の異常・前頭前野や島の異常・PAGにおける異常など広範な領域の異常が複合的に重なって生じると考えられる．PDは黒質線条体ドパミンニューロンの変性が病変主座と考えられてきたが，Braak仮説で提唱されているように脳幹・大

脳など，より広範な領域が障害されると考えられており，そのことがPDにおける下部尿路機能障害発症にも関与していると考えられる[27]．

● **おわりに**　脳内の様々な部位が高位排尿中枢として働いていると考えられているが，PDは黒質だけでなく，大脳・脳幹などより広範な領域が障害されるため，それらの部位に存在する高位排尿中枢も障害されて著明な下部尿路機能障害を呈すると考えられる．

● **文献**

1) Chaudhuri KR, Schapira AH. Non-motor symptoms of Parkinson's disease: dopaminergic pathophysiology and treatment. Lancet Neurol. 2009; 8: 464-74.
2) Sakakibara R, Uchiyama T, Yamanishi T, et al. Bladder and bowel dysfunction in Parkinson's disease. J Neural Transm. 2008; 115: 443-60.
3) Uchiyama T, Sakakibara R, Yamamoto T, et al. Urinary dysfunction in early and untreated Parkinson's disease. J Neurol Neurosurg Psychiatry. 2011; 82: 1382-6.
4) Fowler CJ, Griffiths D, de Groat WC. The neural control of micturition. Nat Rev Neurosci. 2008; 9: 453-66.
5) Fowler CJ, Griffiths DJ. A decade of functional brain imaging applied to bladder control. Neurourol Urodyn. 2010; 29: 49-55.
6) Sakakibara R, Tateno F, Kishi M, et al. Pathophysiology of bladder dysfunction in Parkinson's disease. Neurobiol Dis. 2012; 46: 565-71.
7) Seif C, Herzog J, van der Horst C, et al. Effect of subthalamic deep brain stimulation on the function of the urinary bladder. Ann Neurol. 2004; 55: 118-20.
8) Chancellor MB, Yoshimura N. Neurophysiology of stress urinary incontinence. Rev Urol. 2004; 6 Suppl 3: S19-28.
9) Nitti VW. Duloxetine: a new pharmacologic therapy for stress urinary incontinence. Rev Urol. 2004; 6 Suppl 3: S48-55.
10) Birder LA, de Groat WC. Mechanisms of disease: involvement of the urothelium in bladder dysfunction. Nat Clin Pract Urol. 2007; 4: 46-54.
11) Steers WD. Pathophysiology of overactive bladder and urge urinary incontinence. Rev Urol. 2002; 4 Suppl 4: S7-18.
12) Sakakibara R, Nakazawa K, Uchiyama T, et al. Micturition-related electrophysiological properties in the substantia nigra pars compacta and the ventral tegmental area in cats. Auton Neurosci. 2002; 102: 30-8.
13) Yamamoto T, Sakakibara R, Nakazawa K, et al. Effects of electrical stimulation of the striatum on bladder activity in cats. Neurourol Urodyn. 2009; 28: 549-54.
14) Yamamoto T, Sakakibara R, Hashimoto K, et al. Striatal dopamine level increases in the urinary storage phase in cats: an in vivo microdialysis study. Neuroscience. 2005; 135: 299-303.
15) Yoshimura N, Kuno S, Chancellor MB, et al. Dopaminergic mechanisms underlying bladder hyperactivity in rats with a unilateral 6-hydroxydopamine (6-OHDA) lesion of the nigrostriatal pathway. Br J Pharmacol. 2003; 139: 1425-32.
16) Uchiyama T, Sakakibara R, Yoshiyama M, et al. Biphasic effect of apomorphine, an anti-parkinsonian drug, on bladder function in rats. Neuroscience. 2009 15; 162: 1333-8.
17) Sakakibara R, Nakazawa K, Uchiyama T, et al. Effects of subthalamic nucleus stimulation on the micturation reflex in cats. Neuroscience. 2003; 120: 871-5.
18) Herzog J, Weiss PH, Assmus A, et al. Subthalamic stimulation modulates cortical control of urinary bladder in Parkinson's disease. Brain. 2006; 129: 3366-75.
19) Herzog J, Weiss PH, Assmus A, et al. Improved sensory gating of urinary bladder afferents

in Parkinson's disease following subthalamic stimulation. Brain. 2008; 131: 132-45.
20) Griffiths DJ, Fowler CJ. The micturition switch and its forebrain influences. Acta Physiol (Oxf). 2013; 207: 93-109. doi: 10.1111/apha.12019
21) de Groat WC, Wickens C. Organization of the neural switching circuitry underlying reflex micturition. Acta Physiol (Oxf). Acta Physiol (Oxf). 2013; 207: 66-84. doi: 10.1111/apha.12014
22) Liu Z, Sakakibara R, Nakazawa K, et al. Micturition-related neuronal firing in the periaqueductal gray area in cats. Neuroscience. 2004; 126: 1075-82.
23) Kitta T, Matsumoto M, Tanaka H, et al. GABAergic mechanism mediated via D receptors in the rat periaqueductal gray participates in the micturition reflex: an in vivo microdialysis study. Eur J Neurosci. 2008; 27: 3216-25.
24) Sasaki M. Feed-forward and feedback regulation of bladder contractility by Barrington's nucleus in cats. J Physiol. 2004; 557: 287-305.
25) Andrew J, Nathan PW. Lesions on the anterior frontal lobe and disturbances of micturition and defecation. Brain. 1964; 87: 233-62.
26) Yamamoto T, Sakakibara R, Nakazawa K, et al. Neuronal activities of forebrain structures with respect to bladder contraction in cats. Neurosci Lett. 2010; 473: 42-7.
27) Braak H, Ghebremedhin E, Rüb U, et al. Stages in the development of Parkinson's disease-related pathology. Cell Tissue Res. 2004; 318: 121-34.

E. パーキンソン病における下部尿路機能障害の脳画像

■要約■

パーキンソン病（Parkinson's disease: PD）は，過活動膀胱と無症候性の排尿筋収縮力低下が，約60％の患者で認められる．その発症メカニズムを明らかにするために，近年，脳画像をもちいた研究が行われている．その理由として，自律神経系の中で，排尿機能は，脳と密接な関係を有していることがあげられる．動物実験で明らかにされたように，正常の排尿は，脳を介して行われている．すなわち，排尿反射は，膀胱と脳幹部〔中脳水道周囲灰白質（periaqueductal gray matter: PAG）・橋排尿中枢〕を介する反射と考えられている．この中で特にPAGは，大脳基底核・前頭前野などの上位中枢により，スイッチオンが必要になるまで抑制されている．PDの場合，大脳基底核（黒質）に病変がみられる．すなわちPDでは，前頭前野-大脳基底核ドパミンD1膀胱抑制系が低下しており，排尿反射弓が異常に高まっていることが想定される．この推論は，近年の脳画像をもちいた研究により，臨床例でも少しずつ明らかになってきた．最近の研究では，難治性PDの運動障害に対して行われる，視床下核の深部脳刺激療法（subthalamic nucleus-deep brain stimulation: STN-DBS）により，直接，膀胱容量が増大すること，その際，低下していた前頭前野の賦活を伴うことが示された．ただし，PDのドパミン系以外の病変，すなわちセロトニン系などについての画像研究は，まだ十分に行われておらず，今後の研究が期待される．

● はじめに

近年，飛躍的に進歩した脳画像の1つである神経伝達機能イメージングは，放射線性同位元素で標識した化合物を投与して経時的な分布・動態を測定することで脳内の神経伝達物質の機能を定量的に測定する方法である．特にドパミン受容体のリガンドの開発がパーキンソン病（Parkinson's disease: PD）の診断や病態解明に大きな貢献をしてきた．^{18}F-dopaによる線状体のドパミン欠乏はPDの進行に関わることが示されている[1]．Sakakibaraらは，PDにおける線条体のドパミントランスポーター（黒質からの軸索終末の機能を示す）の低下を確認し，排尿機能障害を有するものは有さないものに比べて，線条体のドパミントランスポーター低下が高度であることを報告している[2]．また，加齢によって線状体のドパミンD1・D2受容体が減少することも確認されている[3,4]．D1受容体を介する投射系は排尿反射に対して抑制性に作用しているため，脳内D1受容体の減少は抑制の低下（脱抑制）となり，排尿反射の亢進，すなわち過活動膀胱（overactive bladder: OAB）が引き起こされる可能性がある．このことは，過活動膀胱診療ガイドライン[5]におけるOABの上位中枢の原因とされる，①前脳よりの脱抑制および②促進性投射亢進の傍証とされている．

さらに脳画像のうち，機能的脳画像は運動，感覚，高次機能，自律神経負荷に対応する中枢神経部位や機序を明らかにするものである．近年，主に用いられている撮像法は以下の3つである．

①機能的ポジトロン断層撮影（positron emission tomography: PET）：神経活動が高まる部位の血液流量が増大することを利用して活動部位を同定する方法であり，半減期の

短い^{15}OでラベルしたH_2Oを注射し脳が標識される時間に撮像することで，神経活動をとらえる．

②機能的磁気共鳴画像（functional magnetic resonance imaging: fMRI）：神経細胞が活動するときに局所における赤血球のヘモグロビンによって運ばれた酸素が消費されるために起こる血流増加を磁気的変化としてとらえる方法であり，PETと比べて時間分解能が優れている．

③機能的近赤外線分光法（functional near-infrared spectroscopy: fNIRS）：近赤外線を頭蓋外から照射し，組織内減衰を再び頭蓋外から記録する．近赤外線は骨を通過した後に脳組織内を3〜4cm浸透しその間にある血管内酸化ヘモグロビン，還元ヘモグロビンにより吸収される．理論的にはfMRIと同様である．fNIRSの時間分解能はfMRIよりさらに優れており，特筆すべきは坐位環境での測定が可能な点である．しかし，近赤外線の性質上，全脳のモニタリングは困難である．

1 健常者の排尿反射に関与する脳賦活部位

排尿の上位中枢については，1925年のBarringtonのネコを用いた報告以来，主に動物による検討から排尿反射の中枢が脳幹部の橋背外側被蓋領域にあることが確認された．さらに電気生理学的・薬理学的アプローチにより実際に排尿を引き起こす部位と蓄尿を引き起こす部位が同定され，それぞれ橋排尿中枢・橋蓄尿中枢とよばれていた．1996年にFukuyamaら[6]が，健常男性ボランティアによる検討から橋排尿中枢などの排尿に関する部位を報告して以来，ヒトにおける排尿・蓄尿中枢が動物実験の結果と一致することが数多く報告されている．多くの健常ボランティアを対象にした蓄尿時の機能

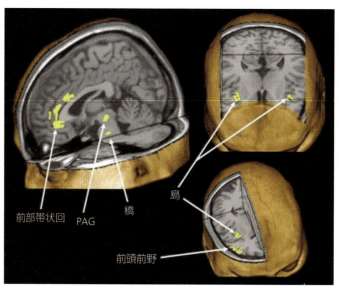

図1 機能的脳画像により推定された健常者における蓄尿時の賦活部位（Kavia RB, et al. J Comp Neurol. 2005; 493: 27-32.[8]より改変）
PAG: 中脳水道灰白質

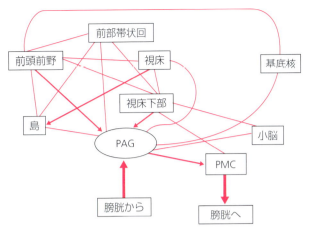

図2 排尿反射に関与する脳内核の連絡（Fowler CJ, et al. Neurourol Urodyn. 2010; 29: 49-55[11]. より改変）

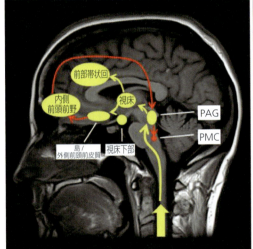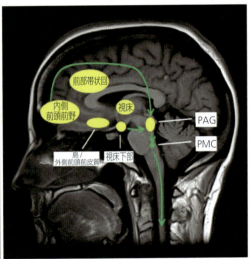

図3 蓄尿中および排尿中における基本的なワーキングモデル（Fowler CJ, et al. Neurourol Urodyn. 2010; 29: 49-55.[11]より改変）

的脳画像から，前頭前野・帯状回・補足運動野・島・基底核・小脳などがほぼ共通して賦活化されることが確認されている[7-9]（図1）．これらの部位が蓄尿の中枢性制御に関与していることはコンセンサスが得られており，これらの障害がOABなどの蓄尿症状の原因になると考えられる．すなわち，下部尿路機能障害を有する患者と健常者との間で，機能的脳画像の情報を比較することで原因部位を同定する方法が現在の病態解明の1つの柱となっている．また，新しい統計学的解析法を用いることによって各賦活部位の神経学的な接続性，あるいはヒエラルキーについての理解も進んでいる[10]（図2）．Fowlerらは脳内の排尿に関する部位における基本的なワーキングモデルを提唱している[11]．すなわち図3に示すように蓄尿時には，膀胱からの求心性入力は，仙髄後角を経

て脊髄を上行し中脳水道周囲灰白質（periaqueductal gray matter: PAG）に至り，視床や視床下部を経由しながら，前部帯状回，島，前頭前野に至る．蓄尿中は抑制性の刺激が持続的に加わることで橋排尿中枢（pontine micturition center: PMC）が抑制されている．排尿を意図した時に，この抑制性のシグナルが抑えられることで，結果的にPAGがPMCを活動させて，下行性シグナルが主に脊髄側索を下行して仙髄中間外側核の膀胱を支配する節前ニューロンに至り排尿反射が引き起こされると考えられている．排尿が終了すると再び膀胱から入力がPAGへ入力されることとなる．この経路のどの部分が障害されても正常な排尿反射は不可能になる．

2 特発性過活動膀胱（OAB）の機能的脳画像と前脳の排尿メカニズムの推定

近年はOAB患者の機能的脳画像の検討が積極的に行われている．Griffithsらは，fMRIを用いて女性の特発性OAB患者と健常女性を比較し，OAB患者と健常者では蓄尿中の脳の賦活化のパターンが大きく異なることを報告している[12]．すなわち，健常女性の蓄尿量が少ない間は初発尿意出現前から視床と島に賦活がみられ，最大尿意に達しても賦活部位が前方に移動するが賦活の程度の変化は少ない．しかしOAB患者は，初発尿意出現前の活動は低下しているが最大尿意時の脳の賦活は著明に亢進し，より広範囲に及んでいる．すなわち，膀胱からの情報の処理の方法が異なることを示唆している．また，OAB患者の最大尿意時に前頭前野の賦活が弱いことも報告されており，この点は，坐位にて施行したfNIRSによる検討[13]においても同様の現象が確認されている．1960年代のAndrew and Nathanの報告[14]以来，前頭前野は蓄尿のために非常に重要な部位と考えられており，腫瘍や脳血管障害などにより前頭前野が障害されると，典型的なOABが発生することが以前より知られていたが，この現象が初めて非侵襲的に確認

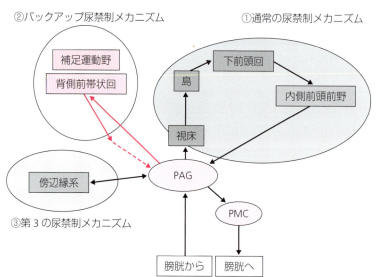

図4 3段階の体制で構成される前脳のワーキングモデル仮説（Tadic SD, et al. Neurourol Urodyn. 2012; 31: 652-8.[15]より改変）

された．さらに Griffiths らは，特発性 OAB 患者の検討から前脳の排尿メカニズムが大きく3段階の体制で構成されるワーキングモデルを提唱している[15]（図4）．すなわち，①通常の尿禁制メカニズムとして視床，島，下前頭回を経由して前頭前野に入力された情報は，蓄尿中は排尿反射が起こらないように抑制性に PAG，PMC へ作用している．②バックアップ尿禁制メカニズムとして補足運動野，前帯状回が尿道や骨盤底筋を収縮させて禁制に関与している．さらに，③第3の尿禁制メカニズムとして，無意識に禁制を保持しようとする自律神経系の反映や，（尿失禁への）恐怖などのより根本的な感情に関するものが関与するというモデルである．

3 パーキンソン病患者の下部尿路障害のメカニズム

先の章に述べたように，PD 患者における排尿機能障害は蓄尿症状すなわち OAB 症状が特徴的所見としてみられる[16-18]．不均一な集団である特発性 OAB 患者群と異なり，PD の原因部位は比較的均一である．以下に基底核の機能解剖についての概略を述べる．運動回路の神経回路は一次運動野，運動前野，補足運動野，体性感覚野に発し，基底核，視床を経由して前頭葉に投射する閉鎖回路を作っている．基底核の入力部（皮殻）から出力部（淡蒼球内節/黒質網様部）への情報伝達経路には直接路と間接路がある[19,20]（図5）．PD において障害される大脳基底核（黒質線条体系）はドパミン作動性ニューロンを含んでおり，PAG に対しては GABA 作動性の下降性抑制線維を送っているとされる[21]．ドパミン D1 受容体選択的刺激は膀胱抑制性に，D2 受容体刺激は膀胱促進性に働き，全体として大脳基底核は膀胱に対して抑制性に働いていると考えられる．すなわち，PD の排尿障害には，大脳基底核の直接路（ドパミン D1 受容体系）の障害が関係している可能性があるが，詳細なメカニズムは未だ解明されていない．

4 パーキンソン病患者における排尿筋過活動（DO）発現時の脳画像

PD 患者における排尿機能を検討した機能的脳画像は少ない．Kitta らは PD 患者に対して（detrusor overactivity: DO）が起きている際の脳賦活部位の検討を行ったところ[22]，図6A, B に示すように健常男性の最大尿意時と共通する部位と相違する部位が認められた．すなわち島，視床，皮殻，PAG，小脳についての賦活は共通だが，PD 患者では前部帯状回および橋の賦活化が認められなかった．また健常男性では賦活化がみられなかった補足運動野に賦活化が認められた．前部帯状回は，PMC に対して抑制性に働いているという報告が多い[11]．特発性 OAB 患者においては，DO が発現していない早い段階で強く賦活するが，DO が発現してしまうと賦活がむしろ低下するという報告もあり[23]，本検討の結果と一致するものである．PMC の賦活が確認されない点については，DO が発現しているときは強力な抑制機構が働いているために，PMC の賦活が確認されないとする報告もある[23]．さらに，補足運動野については，尿禁制を保つために尿道や骨盤底筋の収縮に関与しているとする報告がある（図4-②に相当）．しかし，未だ議論の余地のあるところであり，今後の検討が必要である．

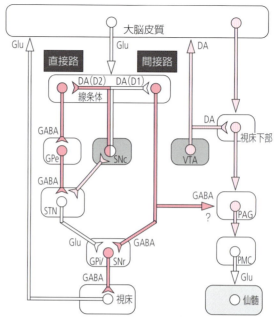

図5 高位排尿中枢ネットワーク (Sakakibara R, et al. Neuroscience. 2003; 120: 871-5.[20]より)
GPi: 淡蒼球内節，GPe: 淡蒼球外節，STN: 視床下核，SNc: 黒質緻密部，SNr: 黒質網様部
PAG: 中脳水道周囲灰白質，PMC: 橋排尿中枢
Glu: グルタミン酸，GABA: γ-アミノ酪酸，DA: ドパミン
⇒ 興奮性線維　　→ 抑制性線維
⇒ 興奮性・抑制性が決定していない線維

排尿反射は脊髄-脳幹-脊髄反射で構成され，主に PAG を介して前頭前野による随意調節を受けているとの考えが一般的である．前頭前野からは多くの線維が線条体に投射されているが，直接・間接路を介して大脳基底核からの出力は淡蒼球内節/黒質網様部から再び前頭前野に投射されるので，大脳基底核は前頭前野の働きを適切に調節していると考えられる（ただし図中の線条体から PAG への投射は解剖学的に証明されていない）．

5 視床下核深部脳刺激療法（STN-DBS）に伴う排尿症状の変化と機能的脳画像

PD が進行し，十分な薬物治療を行っても wearing-off（L-ドパの効果が弱まり，症状が良くなった状態と悪化した状態を繰り返す状態）や on-off 現象（抗 PD 薬の薬効が突然現れたり弱くなったりする現象）やジスキネジア（不随意運動）がうまくコントロールできない状態に対して視床下核の脳深部刺激療法（subthalamic nucleus deep brain stimulation: STN-DBS）が外科治療として施行されている[24,25]．STN-DBS によって，運動障害の改善に加え排尿状態の改善もみられることが臨床的に確認されている[26,27]．先に述べたように大脳基底核の神経回路は大きく直接路と間接路に分けられる（図5）．PD では黒質緻密層からのドパミン入力が減少し，抑制性の外れた間接路が優位な状態であると考えられている．PD は，視床下核の活動が高まり，全体として視床からの出力は低下した状態になっている．視床下核に対する電気刺激は黒質網様層を抑制すると同時に黒質緻密層の活動を亢進すること（D1 直接路の活動を高める）によって，全体として直接路の働きを強めて，黒質障害をきたしている PD の状態を正常化させるために運

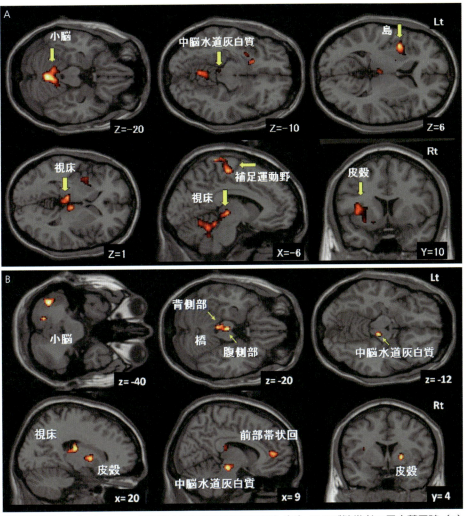

図6A，B パーキンソン病患者の利尿筋過活動発現時（A）および健常者の最大蓄尿時（B）の脳賦活部位（Matsuura S, et al. J Urol. 2002; 168: 2035-9[7]; Kitta T, et al. J Urol. 2006; 175: 994-8[22]. より改変）

動障害が改善すると考えられている．この正常化が，PMCへ至る排尿反射に関する経路に対しても同様に作用して経路を正常化させることによって排尿障害の改善がみられると考えられる．Herzogら[28]は，PETを用いてSTN-DBSがonの状態とoffの状態では脳内の排尿に関する賦活部位の状態が変化することを報告している．Offの状態（PDのコントロールが不良な状態）では膀胱容量が少なく，前部帯状回における血流はonの状態より増加していた．逆にonの状態では膀胱容量は増加し，前部帯状回における賦活が相対的に抑制されることを報告している．また，前部帯状回の活動が増加するに伴い，外側前頭前皮質の活動も並行して増加していることが確認されている．本結果から彼らは，図7に示すようなモデルを提唱している．すなわち，排尿反射に対して抑制性の働きをしているとされる外側前頭前皮質が，offの状態では前部帯状回からの入力に対する代償性の過活動をきたした状態となっていると考え，STN-DBSによって正常

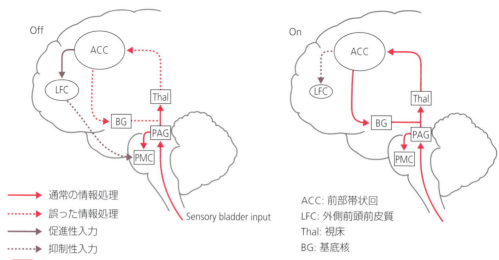

図7 視床下核の脳深部刺激療法による脳賦活部位の変化 （Herzog J, et al. Brain. 2006; 129: 3366-75[28]. より改変）

化された尿意の情報処理が前部帯状回の活動を正常に近づけた結果，尿禁制を保つために過活動状態であった外側前頭前皮質の活動を低下させることになったとしている．さらに，同グループはOABに至らない程度の低容量の蓄尿状態における膀胱からの情報がSTN-DBSによって正常化する可能性も示唆している[29]．すなわち，視床と島における賦活がSTN-DBSによって増加することを示している．これは図3に示したコンセプトモデルにおいて蓄尿中にPAGでリレーされた膀胱の情報の視床，島へ伝わる経路が正常化することを示唆している．以上の報告は，PD患者におけるOABのメカニズム解明において貴重な報告であると考えられる．

●文献

1) Vingerhoets FJ, Snow BJ, Lee CS, et al. Longitudinal fluorodopa positron emission tomographic studies of the evolution of idiopathic parkinsonism. Ann Neurol. 1994; 36: 759-64.
2) Sakakibara R, Shinotoh H, Uchiyama T, et al. SPECT imaging of the dopamine transporter with ［(123) I］-beta-CIT reveals marked decline of nigrostriatal dopaminergic function in Parkinson's disease with urinary dysfunction. J Neurol Sci. 2001; 187: 55-9.
3) Rinne JO, Lonnberg P, Marjamaki P. Age-dependent decline in human brain dopamine D1 and D2 receptors. Brain Res. 1990; 508: 349-52.
4) Wang Y, Chan GL, Holden JE, et al. Age-dependent decline of dopamine D1 receptors in human brain: a PET study. Synapse. 1998; 30: 56-61.
5) 日本排尿機能学会 過活動膀胱ガイドライン作成委員会, 編. 過活動膀胱診療ガイドライン. 東京: Blackwell Publishing; 2005.
6) Fukuyama H, Matsuzaki S, Ouchi Y, et al. Neural control of micturition in man examined with single photon emission computed tomography using 99mTc-HMPAO. Neuroreport. 1996; 7: 3009-12.
7) Matsuura S, Kakizaki H, Mitsui T, et al. Human brain region response to distention or cold stimulation of the bladder: a positron emission tomography study. J Urol. 2002; 168: 2035-9.
8) Kavia RB, Dasgupta R, Fowler CJ. Functional imaging and the central control of the

bladder. J Comp Neurol. 2005; 493: 27-32.
9) DasGupta R, Kavia RB, Fowler CJ. Cerebral mechanisms and voiding function. BJU Int. 2007; 99: 731-4.
10) Tadic SD, Griffiths D, Schaefer W, et al. Abnormal connections in the supraspinal bladder control network in women with urge urinary incontinence. Neuroimage. 2008; 39: 1647-53.
11) Fowler CJ, Griffiths DJ. A decade of functional brain imaging applied to bladder control. Neurourol Urodyn. 2010; 29: 49-55.
12) Griffiths D, Derbyshire S, Stenger A, et al. Brain control of normal and overactive bladder. J Urol. 2005; 174: 1862-7.
13) Sakakibara R, Tsunoyama K, Takahashi O, et al. Real-time measurement of oxyhemoglobin concentration changes in the frontal micturition area: an fNIRS study. Neurourol Urodyn. 2010; 29: 757-64.
14) Andrew J, Nathan PW. Lesions on the anterior and frontal lobes and disturbances of micturition and defaecation. Brain. 1964; 87: 233-62.
15) Tadic SD, Griffiths D, Schaefer W, et al. Brain activity underlying impaired continence control in older women with overactive bladder. Neurourol Urodyn. 2012; 31: 652-8.
16) Araki I, Kitahara M, Oida T, et al. Voiding dysfunction and Parkinson's disease: urodynamic abnormalities and urinary symptoms. J Urol. 2000; 164: 1640-3.
17) Sakakibara R, Hattori T, Uchiyama T, et al. Videourodynamic and sphincter motor unit potential analyses in Parkinson's disease and multiple system atrophy. J Neurol Neurosurg Psychiatry. 2001; 71: 600-6.
18) Sakakibara R, Tateno F, Kishi M, et al. Pathophysiology of bladder dysfunction in Parkinson's disease. Neurobiol Dis. 2012; 46: 565-71.
19) Alexander GE, Crutcher MD. Functional architecture of basal ganglia circuits: neural substrates of parallel processing. Trends Neurosci. 1990; 13: 266-71.
20) Sakakibara R, Nakazawa K, Uchiyama T, et al. Effects of subthalamic nucleus stimulation on the micturation reflex in cats. Neuroscience. 2003; 120: 871-5.
21) Kitta T, Matsumoto M, Tanaka H, et al. GABAergic mechanism mediated via D receptors in the rat periaqueductal gray participates in the micturition reflex: an in vivo microdialysis study. Eur J Neurosci. 2008; 27: 3216-25.
22) Kitta T, Kakizaki H, Furuno T, et al. Brain activation during detrusor overactivity in patients with Parkinson's disease: a positron emission tomography study. J Urol. 2006; 175: 994-8.
23) Griffiths D, Tadic SD, Schaefer W, et al. Cerebral control of the bladder in normal and urge-incontinent women. Neuroimage. 2007; 37: 1-7.
24) Deep-Brain Stimulation for Parkinson's Disease Study Group. Deep-brain stimulation of the subthalamic nucleus or the pars interna of the globus pallidus in Parkinson's disease. N Engl J Med. 2001; 345: 956-63.
25) 日本神経学会 パーキンソン病治療ガイドライン作成委員会, 編. パーキンソン病治療ガイドライン 2011. 東京: 医学書院; 2011.
26) Finazzi-Agro E, Peppe A, D'Amico A, et al. Effects of subthalamic nucleus stimulation on urodynamic findings in patients with Parkinson's disease. J Urol. 2003; 169: 1388-91.
27) 清水信貴, 松本成史, 森 康範, 他. パーキンソン病に対する脳深部刺激 (DBS: deep brain stimulation) 前後の排尿状態の変化について. 泌尿紀要. 2007; 53: 609-12.
28) Herzog J, Weiss PH, Assmus A, et al. Subthalamic stimulation modulates cortical control of urinary bladder in Parkinson's disease. Brain. 2006; 129: 3366-75.
29) Herzog J, Weiss PH, Assmus A, et al. Improved sensory gating of urinary bladder afferents in Parkinson's disease following subthalamic stimulation. Brain. 2008; 131: 132-45.

F. パーキンソン病における下部尿路機能障害の臨床：ウロダイナミクス検査を中心に

■要約■

パーキンソン病（Parkinson's disease: PD）において，下部尿路症状（lower urinary tract symptom: LUTS）の発現頻度は38〜71%と報告されている．しかし，LUTSの臨床疫学においては，症例選択，PD診断の正確さ，LUTSの判定基準，投薬，年齢など多くの要素に左右される．例えば，パーキンソン症候群を呈する他疾患〔多系統萎縮症（MSA）など〕との鑑別は，早期ではかなり困難な場合がある．

PDにおけるLUTSの主体は蓄尿症状であり，高度な場合は尿失禁もみられる．蓄尿症状とともに排尿症状を訴えることもあるが，多量の残尿を認めることはない．LUTSの程度と有病率は，運動障害の重症度と相関して増加するとの報告が多い．

PD患者のウロダイナミクス検査において，尿意の亢進した排尿筋過活動が最も多くみられる異常であり，運動障害の進行に伴ってウロダイナミクス検査上の異常所見が増加する可能性が指摘されている．また，病期の進行に伴って，排尿筋収縮力の低下を指摘する報告もある．

● **はじめに** パーキンソン病（Parkinson's disease: PD）は中高年者に発症して緩徐に進行する．振戦・筋固縮・動作緩慢などの運動障害以外にも，神経精神症状，睡眠症状，感覚症状，自律神経障害を呈する．下部尿路機能障害はPDにおける代表的な自律神経障害であり，高頻度に認められ生活の質（quality of life: QOL）の重大な障害となることが知られている．

1 下部尿路症状

1）頻度

PDにおいて報告される下部尿路症状（あるいは下部尿路機能障害）の有病率は，PD診断の正確さ，下部尿路症状（あるいは下部尿路機能障害）の判定基準，投薬の影響，年齢の影響など多くの要素に左右される．例えば，パーキンソン症候群を呈する他疾患との鑑別は早期ではかなり困難な場合があり，多系統萎縮症の診断基準が確立したのは1998年である．

PDにおける下部尿路症状の頻度は38〜71%と報告されている[1,2]．しかし，これらの報告には下部尿路症状を訴えて泌尿器科を受診したPD患者を基にした統計結果が多く，患者選択に明らかにバイアスがかかっている．また，下部尿路症状の判定基準に関しても，症状の有無のみを問うたものが多く，何をもって有意な症状と定義するのかを規定した報告は少ない．

多系統萎縮症の診断基準が確立された1998年以降で，信頼性・妥当性が検証された下部尿路症状質問票を用いた研究では，PDにおける有意な下部尿路症状の発症頻度は27〜39.3%と報告されている[3-5]．下部尿路症状は比較的早期から認められ[6,7]，その程度

と頻度はPD重症度（Hoehn-Yahrの重症度ステージ）と相関して有意に増加し[3,8-10]．Hoehn-Yahrの重症度ステージ4以上では64％の患者が下部尿路症状で困窮している[3]．しかし一方，PD重症度との相関を認めないとの報告もある[4,5]．

2）蓄尿症状，排尿症状

PDにおいては蓄尿症状が主な下部尿路症状であるが，蓄尿症状とともに排尿症状を訴えることがある[1-4]．下部尿路症状を訴えるPD患者のうち，蓄尿症状単独が57～75％に対して，蓄尿症状と排尿症状の両者を17～27％に認める[3,4,11]．また，蓄尿症状や排尿症状がPD重症度に相関して悪化するとの報告がある[3,10]．

蓄尿症状の内，最も頻度が多いのは夜間頻尿（>60％）であり，尿意切迫感や頻尿が続いて多い[4,5,8,10,12]．尿失禁も20％以上に認められる[13]．困窮度としては，尿意切迫感や夜間頻尿が主に影響する[5,7,9]．ただし，PD患者にみられる睡眠障害の夜間頻尿への影響も考慮されるべきであろう．

排尿症状を単独で認めることは少ない（6％）が，蓄尿症状とともに訴えることは少なくない（17～27％）[3,4,11]．排尿開始の遅延，排尿遷延（尿勢低下），腹圧排尿，尿線途絶，残尿感などがみられる[8,12]．しかし，各報告において，女性患者に較べて男性患者に多くみられ，前立腺肥大症などの影響が除外し切れていない可能性がある[3,8]．

2　下部尿路機能障害の頻度（ウロダイナミクス検査）

PD患者では，尿意の亢進した排尿筋過活動が最も多くみられる異常であり，通常 外尿道括約筋の異常は認められない．ウロダイナミクス検査における各種パラメーターとPD病期や神経症状との相関を指摘した研究はほとんどないが，病期の進行に伴ってウロダイナミクス検査上の異常所見は増加する[14,15]．

1）蓄尿機能障害

ウロダイナミクス検査を受けた患者の37～90％に排尿筋過活動（図1）が認められ[10,14-17]，無抑制尿道括約筋弛緩を伴うことがあると報告されている（33％）[18]．病期の進行とともに排尿筋過活動は増加するとの報告もあるが[15]，明らかではない[14,18]．また，収縮不全を伴う排尿筋過活動（detrusor hyperreflexia with impaired contractile function: DHIC）を呈することもあり（9～18％）[14,19]，DHICが病気の進行に伴って増加する可能性を指摘する報告がある[14]．

2）排尿機能障害

一部の症例では排尿筋低活動を呈することが指摘されている（12～16％）[10,14]が，否定的な報告もある[15]．

以前から，排尿時の括約筋弛緩が遅れる，いわゆるsphincter bradykinesia（delayed or incomplete pelvic floor relaxation）という病態が知られており（11～36.7％）[14,17]，PD症状の寡動（bradykinesia）に基づく所見と考えられてきた[1,2]．しかし，これによって多量の残尿が出現することはない[14,18]．

一方では，病期の進行に伴って排尿筋収縮力の低下[20]や残尿の増加[14]を指摘する報告がある．これは，DHICなどの排尿筋収縮不全が増加することが影響しているのかもし

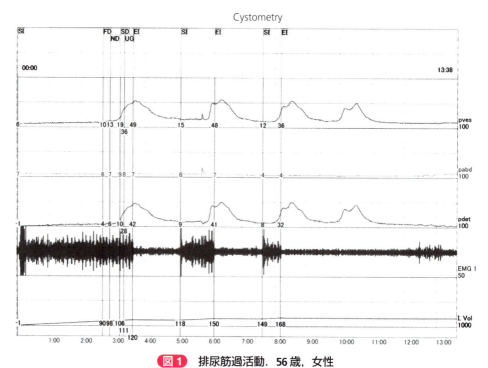

図1 排尿筋過活動．56歳，女性
膀胱内注入量 106 mL にて不随意排尿筋収縮が出現して繰り返す．

れないが[14]，尿道抵抗の増加を示唆する報告もある[18]．排尿筋収縮や尿道抵抗に対する PD 治療薬の影響についても議論が必要であろう[1]．

PD には，原則として排尿筋・外括約筋協調不全（detrusor-sphincter dyssynergia: DSD）を認めない[16,18]ので，DSD や多量の残尿を認めた場合には多系統萎縮症などのパーキンソン症候群との鑑別が必要である[1,14,18]．

コラム ❹ パーキンソン病の蓄尿障害～膀胱知覚過敏の関与

最近，パーキンソン病（Parkinson's disease: PD）患者の 8.1%に，膀胱知覚過敏（蓄尿期の排尿筋過活動がないにも関わらず初発尿意量が 100 mL 未満と小さいもの）がみられると報告された．中には，初発尿意量が 50 mL 未満の例もあり，これらの PD 患者の多くは，下部尿路症状として過活動膀胱を訴えていた[a]．PD 患者における膀胱知覚過敏の機序は十分に明らかにされていない．

文献
a) Tsunoyama K, Sakakibara R, Yamaguchi C, et al. Pathogenesis of reduced or increased bladder sensation. Neurourol Urodyn. 2011; 30: 339-43.

●参考文献

1) Sakakibara R, Tateno F, Nagao T, et al. Bladder function of patients with Parkinson's disease. Int J Urol. 2014; 21: 638-46.
2) Yeo L, Singh R, Gundeti M, et al. Urinary tract dysfunction in Parkinson's disease: a review. Int Urol Nephrol. 2012; 44: 415-24.
3) Araki I, Kuno S. Assessment of voiding dysfunction in Parkinson's disease by the International Prostate Symptom Score. J Neurol Neurosurg Psychiatry. 2000; 68: 429-33.
4) Campos-Sousa RN, Quagliato E, da Silva BB, et al. Urinary symptoms in Parkinson's disease: prevalence and associated factors. Arq Neuropsiquiatr. 2003; 61: 359-63.
5) Winge K, Skau AM, Stimpel H, et al. Prevalence of bladder dysfunction in Parkinson's disease. Neurourol Urodyn. 2006; 25: 116-22.
6) Lemack GE, Dewey RB, Roehrborn CG Jr., et al. Questionnaire-based assessment of bladder dysfunction in patients with mild or moderate Parkinson's disease. Urology. 2000; 56: 250-4.
7) Uchiyama T, Sakakibara R, Yamamoto T, et al. Urinary dysfunction in early and untreated Parkinson's disease. J Neurol Neurosurg Psychiatry. 2011; 82: 1382-6.
8) Sakakibara R, Shinotoh H, Uchiyama T, et al. Questionnaire-based assessment of pelvic organ dysfunction in Parkinson's disease. Auton Neurosci. 2001; 17: 92: 76-85.
9) Sammour ZM, Gomes CM, Barbosa ER, et al. Voiding dysfunction in patients with Parkinson's disease: impact of neurological impairment and clinical parameters. Neurourol Urodyn. 2009; 28: 510-5.
10) Ragab MM, Mohammed ES. Idiopathic Parkinson's disease patients at the urologic clinic. Neurourol Urodyn. 2011; 30: 1258-61.
11) Singer C. Urologocal dysfunction. Vol II. In: Parkinson's disease and nonmotor dysfunction. Totowa: Humana Pres; 2005. p. 139-148.
12) Campeau L, Soler R, Andersson KE. Bladder dysfunction and parkinsonism: current pathophysiological understanding and management strategies. Curr Urol Rep. 2011; 12: 396-403.
13) Wüllner U, Schmitz-Hübsch T, Antony G, et al. Autonomic dysfunction in 3414 Parkinson's disease patients enrolled in the German Network on Parkinson's disease (KNP e.V.): the effect of ageing. Eur J Neurol. 2007; 14: 1405-8.
14) Araki I, Kitahara M, Oida T, et al. Voiding dysfunction and Parkinson's disease: urodynamic abnormalities and urinary symptoms. J Urol. 2000; 164: 1640-3.
15) Stocchi F, Carbone A, Inghilleri M, et al. Urodynamic and neurophysiological evaluation in Parkinson's disease and multiple system atrophy. J Neurol Neurosurg Psychiatry. 1997; 62: 507-11.
16) Pavlakis AJ, Siroky MB, Goldstein I, et al. Neurourological findings in Parkinson's disease. J Urol. 1983; 129: 80-3.
17) Berger Y, Blaivas JG, DeLaRocha ER, et al. Urodynamic findings in Parkinson's disease. J Urol. 1987; 138: 836-8.
18) Sakakibara R, Hattori T, Uchiyama T, et al. Videourodynamic and sphincter motor unit potential analyses in Parkinson's disease and multiple system atrophy. J Neurol Neurosurg Psychiatry. 2001; 71: 600-6.
19) Yamamoto T, Sakakibara R, Uchiyama T, et al. Neurological diseases that cause detrusor hyperactivity with impaired contractile function. Neurourol Urodyn. 2006; 25: 356-60.
20) Terayama K, Sakakibara R, Ogawa A, et al. Weak detrusor contractility correlates with motor disorders in Parkinson's disease. Mov Disord. 2012; 27: 1775-80.

G. パーキンソン病における下部尿路機能障害に対する行動療法

■要約■

パーキンソン病（Parkinson's disease: PD）の下部尿路機能障害（lower urinary tract dysfunction: LUTD）に対する行動療法には，生活指導・膀胱訓練・理学療法がある．PD の LUTD に対する行動療法の効果については，エビデンスのある報告はない．しかし，一般的な神経因性膀胱などに対する行動療法の効果から，その有効性を演繹できる可能性がある．

1 過活動膀胱（OAB）に対する行動療法

International consultation on incontinence（ICI）からは，通常の成人，虚弱高齢者，神経因性膀胱症例における尿失禁に対する生活習慣改善・理学療法についての推奨が発表されている[1-3]．行動療法には，生活指導，計画療法（広義の膀胱訓練），理学療法（骨盤底筋体操，バイオフィードバック訓練）がある[4]．パーキンソン病（Parkinson's disease: PD）の下部尿路機能障害（lower urinary tract dysfunction: LUTD）に対する行動療法の効果については，エビデンスのある報告はない．しかし，一般的な神経因性膀胱などに対する行動療法の効果から，その有効性を演繹できる可能性がある．

成人女性においては，中等度以上の肥満症例における体重減少，中等度の運動，禁煙，水分摂取量の〜25％の減少，カフェイン過剰摂取の回避，骨盤底筋訓練などがあげられている[4]．メタ解析上，PD に対する理学療法によって身体機能が対照群に比較して有意に改善することが報告されている（標準化した平均値の差 0.47，95％ CI 0.12-0.82)[5]．PD の運動機能障害と排尿筋収縮力[6]あるいは OAB-q スコア[7]とが有意な相関を示すとの報告もある．

1）生活指導

過活動膀胱（overactive bladder: OAB），腹圧性尿失禁，夜間頻尿などの下部尿路症状と生活習慣には関係があり，肥満，運動，喫煙，食事，過度の飲水（カフェインやアルコール摂取，炭酸飲料含む），便秘など，種々の生活の要因が病因に関係するとされているので，これらに対する生活の変更が推奨されている．生活指導では，重症の便秘，過度のカフェインやアルコール摂取，水分摂取を控えることや，排尿障害につながる薬剤に関する情報提供，長時間の坐位や下半身の冷えを避け適度な運動を促すことなども推奨されている．PD では排尿筋過活動による過活動膀胱症状とそれに加えての夜間多尿がみられることから，これらの生活指導は重要である．

また，便秘は排尿筋収縮を抑制し，排尿機能障害を悪化させるのみでなく，過活動膀胱と関係し，腹圧性尿失禁（排便時のいきみが骨盤底筋を脆弱させる）との関係が報告されている．

2）計画療法（広義の膀胱訓練）

過活動膀胱診療ガイドライン第2版では，膀胱訓練は，低侵襲であるのでまず行うべき治療とされている[4]．しかし，PD では，手間と時間がかかることと，神経障害のため

に困難な場合が多い．（狭義の）膀胱訓練とは，排尿をできるだけ我慢させ，次第に排尿間隔を延ばす方法である．習慣排尿法は，排尿記録に基づいた患者の排尿パターンや尿失禁の時刻に合わせて（漏れる前に）排尿させる方法である．定時排尿法は一定の時間を決めて排尿を促すもので，通常 2 時間置き排尿させ，徐々にその間隔を延長させる方法である．排尿促進法は，介助者が排尿を促す言葉や水の音を聞かせたり，水に触れさせたりして排尿を促すものである[1]．特に PD や認知症の患者では麻痺，動作の緩慢などにより機能性尿失禁も生じる場合があるので，トイレの場所をわかりやすくする（トイレへの誘導，照明），ポータブルトイレを使用する，などのトイレ環境の整備などの排泄介助も必要である．

3) 理学療法

蓄尿機能障害に対する理学療法では，骨盤底筋訓練が代表的である．骨盤底筋訓練は，腹圧性尿失禁に対する訓練法として有効であるが，混合性尿失禁や切迫性尿失禁にも有効である．そのメカニズムは，骨盤底筋の収縮が排尿筋収縮を抑制するためと考えられ，膀胱訓練に骨盤底筋訓練を組み合わせる方法はより有効と報告されている[4]．PD の蓄尿機能障害は，排尿筋過活動が主と考えられているが，尿道機能，特に外括約筋や骨盤底筋の機能，あるいは腹圧性尿失禁との関係についての詳細な報告は多くない．

骨盤底筋訓練の有効性は，いかに骨盤底筋を随意的に収縮できるかによる．骨盤底筋訓練の有効性を強化させる方法として，医療専門職が行うフィードバック訓練あるいはバイオフィードバック訓練がある．フィードバック訓練は，医療専門職が，会陰部，腟，肛門の収縮を視診，あるいは腟や肛門を触知し，有効な筋収縮の仕方を指導する方法である．バイオフィードバック訓練とは，普段自覚されていない筋電図，腹圧，膀胱内圧などの生理反応に関する情報を，音，光や図形という形で患者に提示し，異常となっている生理反応を認知させ，訓練により正常に戻させようとする理学療法の一つである[1]．これらは骨盤底筋訓練の補助として行われ，骨盤底筋の筋力や持続力強化，適正な筋収縮の方法（腹筋などを収縮させずに骨盤底筋のみを収縮させる）と有効な収縮のタイミング（腹圧時や尿意切迫感出現時）などを指導する目的で行われる．バイオフィードバック訓練法の適応は，通常他の保存療法に無効な難治例で，骨盤底筋を随意収縮させる機能をもち，患者に十分理解力があり，治療に対して積極的であるものであるので，PD などの神経因性膀胱では，適応が限られる．

●参考文献

1) Abrams P, Cardozo L, Khoury S, et al. In: Incontinence 5th ed. IUCD-EAU; 2013. p. 1101-227.
2) Abrams P, Cardozo L, Khoury S, et al. In: Incontinence 5th ed. IUCD-EAU; 2013. p. 1001-99.
3) Abrams P, Cardozo L, Khoury S, et al. In: Incontinence 5th ed. IUCD-EAU; 2013. p. 827-1000.
4) 日本排尿機能学会　過活動膀胱診療ガイドライン作成委員会，編．過活動膀胱診療ガイドライン［第 2 版］．東京：リッチヒルメディカル；2015．
5) Victoria A, Goodwin VA, Richards SH, et al. The effectiveness of exercise interventions for

people with Parkinson's disease: A systematic review and meta-analysis. Mov Disord. 2008; 23: 631-40.
6) Terayama K, Sakakibara R, Ogawa A, et al. Weak detrusor contractility correlates with motor disorders in Parkinson's disease. Mov Disord. 2012; 27: 1775-80.
7) Iacovelli E, Gilio F, Meco G, et al. Bladder symptoms assessed with overactive bladder questionnaire in Parkinson's disease. Mov Disord. 2010; 25: 1203-9.

H. パーキンソン病における下部尿路機能障害に対する薬物療法

■要約■

パーキンソン病（Parkinson's disease: PD）の下部尿路機能障害（lower urinary tract dysfunction: LUTD）は，過活動膀胱（overactive bladder: OAB）が主体であり，残尿は少ない．PDの神経因性OABに対する薬物療法について，これまでのところ無作為二重盲検試験（randomized controlled test: RCT）による介入研究がほとんど行われていないため，推奨グレードづけが困難である．

PD患者の運動障害の治療薬として，L-ドパなどのドパミン系薬剤が使用される．PDのLUTDに対するL-ドパの効果は，増悪と改善の両者が報告され結果が一定していないが，治療に関してはまずドパミン系薬剤のみで，運動症状と下部尿路症状の両者が改善するかどうかを検討することが望ましい．

ドパミン系薬剤でOABが改善しない場合，抗コリン薬を追加投与するが，PDに特化した研究はほとんどみられない．その場合，口内乾燥，便秘，残尿増加などの末梢性副作用に加えて，記憶・認知機能などの中枢性副作用についても留意する必要がある．

● はじめに

パーキンソン病（Parkinson's disease: PD）は，進行性の神経変性疾患であり，根治が難しい．このためPD患者の生活の質を高めるために，下部尿路機能障害（lower urinary tract dysfunction: LUTD）を含めた適切な対症療法が重要である．PDのLUTDは，排尿筋過活動に基づく過活動膀胱（overactive bladder: OAB）が主体であり，無症候性の排尿筋低活動が一部みられるものの残尿は少ない．したがって，PDのLUTDに対する薬物治療は，OABに対する治療が主である．

1 パーキンソン病の運動障害治療薬と下部尿路機能〜ドパミン系薬剤の下部尿路への影響

ドパミン系薬剤は，PD患者の運動障害の治療薬として広く使用されている．ドパミン受容体は大きくD1様（D1，D5）受容体と，D2様（D2，D3，D4）受容体に分けられる．ドパミン系薬剤は，D2選択的なブロモクリプチンと，D2優位でD1作用も有するその他の薬剤（L-ドパ，アポモルフィン，パーゴライドなど）とがあり，PD患者の運動障害は，ブロモクリプチン，L-ドパなどによく反応する．

一方，PD患者の過活動膀胱に対するL-ドパの効果は，増悪と改善の両者が報告され，結果が一定していない[1-6]．ウロダイナミクスによる最近の報告で，L-ドパ100〜250 mgの単回投与1時間後の短期効果についてみると，投与前と比較して，投与後1時間後，蓄尿期の膀胱容量が減少し，OABが増悪する[1-3,6]．この短期効果は，PDの未治療群，治療安定群，wearing-off群で同様に観察されている[1]．ところが，L-ドパ150〜450 mg投与継続2〜3カ月後の長期効果では改善が報告され[3,5]，短期効果と長期効果との間に解離がみられ，結論が出ていない．その理由として，1）シナプス後受容体（D1，D2）の感度がmilimolarであるのに対して，樹状突起上の受容体（D2）の感度はpicomolar

であり，L-ドパによりD2自己受容体を介してドパミンニューロンが抑制される可能性があること．2) 進行期PDでは，ドパミン受容体が減少し過敏性を呈する可能性があること．3) 黒質緻密層A9のすぐ内側にある，腹側被蓋野（VTA）A10ドパミンニューロンは，大脳内側面などに広汎に投射しており，その刺激は膀胱促進と抑制の両作用をきたすこと．4) 視床下部A11ドパミンニューロンは，脊髄に投射しており，脊髄でのD2受容体刺激は排尿反射を亢進させることが推定されている[7]．さらに，動物にアポモルフィンを投与すると，膀胱収縮が初期高濃度で促進-後期低濃度で抑制，という2相性反応が観察されている[8]．すなわち，臨床例での長期効果は，実験的に得られる後期抑制部分を反映しているのかもしれない．

また，例数が少ないものの，D2選択的刺激薬（ブロモクリプチン）よりもD1・D2刺激薬（パーゴライド）のほうが，OABに対する効果が強いとの報告がある[9,10]．その理由として実験的に，膀胱に対するドパミン受容体刺激の効果は，ドパミンD1様受容体は抑制性で，D2様受容体は促進性と，相反する作用をもつことが報告されており[11]，PDにおける排尿筋過活動出現の機序として，基底核D1受容体-直接経路の機能低下が推定されている[12]．

これらのことから，PDのLUTDに対して，すぐには抗コリン薬を開始せず，まずドパミン系薬剤のみで運動症状と下部尿路症状の両者が改善されるかについて，経過をみるとよいと思われる．

2 抗コリン（抗ムスカリン）薬による治療

一般にドパミン系薬剤のみでPD患者のOABが改善されない場合に，抗コリン薬が使用される．一般に，OABに対する薬物療法の主体をなすのは抗コリン薬である．膀胱収縮は，副交感神経遠心線維の神経伝達物質であるアセチルコリンが，ムスカリン受容体を刺激することにより起こるので，抗コリン薬はこれを遮断する．排尿筋過活動は，神経疾患が明らかな神経因性排尿筋過活動（neurogenic detrusor overactivity: NDO）と，神経疾患がない非神経因性排尿筋過活動に分けられ，一般的にNDOの方が程度は強く，抗コリン薬の必要量も多いことが報告されているが，PDに伴うOABに当てはまるかは不明である．上記のメカニズムに加えて，尿路上皮からの膀胱知覚求心線維からへの入力を，抗コリン薬が遮断することが報告されている．

抗コリン薬の末梢性副作用として，唾液分泌腺の抑制による口内乾燥，消化管平滑筋抑制による便秘，虹彩の抑制による羞明，排尿筋反射抑制による排尿障害，尿閉などがみられ，閉塞隅角緑内障，腸管閉塞，重症下部尿路通過障害，重篤心疾患のある患者は禁忌である．

PD患者において唾液分泌量を調べた報告では，唾液分泌が軽度低下しているとするものが多い（PDの流涎は，健常人にみられる不随意な唾液嚥下が低下しているためとされる）．また，PD患者の60〜70％に便秘がみられる．しかし，抗コリン薬による口内乾燥，便秘が特発性OABの患者よりPD患者で多く出現するか否かについては不明である．

一般に，特発性 OAB の場合，通常の抗コリン薬投与量で残尿が増加する症例は多くない．しかし，PD などの神経因性 OAB（神経因性膀胱）では，排尿期の軽度の膀胱収縮力低下を伴う（収縮不全型排尿筋過活動：DHIC）ことが少なくないため，残尿が増加，あるいは尿閉となる症例もあり得るので，残尿測定などのフォローが必要である[13]．

　抗コリン薬が，血液脳関門を通過した場合，中枢の M_1（一部 M_5）受容体を遮断することにより，記憶・認知機能に影響を与える可能性がある．PD 患者は，疾患の一部として融通のきかなさ（前頭葉機能低下による）などがみられる場合があり，進行すると認知症に至る場合もある（レビー小体型認知症）．抗コリン薬が血液脳関門を通過するか否か（pharmacokinetics）については，一般に，脂溶性が高い，帯電または極性・水素結合が低い，分子量が小さいものが通過しやすいと考えられている[14]．抗コリン薬の中で，オキシブチニンは血液脳関門を通過しやすく M_1 拮抗作用も高いので，中枢の副作用が高く，トルテロジンやプロピベリンは中枢への移行が少ない．また，帯電が高いトロスピウムや M_3 選択性のダリフェナシンは，中枢の副作用がほとんどないとされている[14,15]．ただし，高齢者や PD などの神経因性膀胱では，血液脳関門自身が損なわれているとの報告があるので，注意が必要である[16]．

　オキシブチニン，プロピベリンは神経因性膀胱が適応病名となっている．オキシブチニンは抗ムスカリン作用とカルシウム拮抗作用，局所麻酔作用を合わせ持つため，排尿筋反射の抑制と直接平滑筋の弛緩作用をもつ．プロピベリンはサブタイプ非選択性の抗コリン薬で，カルシウム拮抗作用による直接平滑筋弛緩作用も合わせ持つ．トルテロジン，ソリフェナシン，イミダフェナシン，フェソテロジンは過活動膀胱のみに適応がある．トルテロジン，フェソテロジンは，サブタイプ非選択性の抗コリン薬であり，動物モデルでは唾液腺よりも膀胱により高い選択性があるとされている．ソリフェナシンは M_1，M_3 受容体選択性抗コリン薬であるが，半減期が 50 時間と長い．逆にイミダフェナシンは M_1，M_3 受容体選択性抗コリン薬であるが，半減期が 3 時間と短いという特徴に違いがある．以下に，各 OAB 治療薬の特徴を述べる（表1）．

1）オキシブチニン

　抗コリン（抗ムスカリン）作用とカルシウム拮抗作用，局所麻酔作用を合わせ持つため，排尿筋反射の抑制と直接平滑筋の弛緩作用をもつ．本剤は消化管からすみやかに吸収後，肝臓で N-デスエチル-オキシブチニン（DEO）に代謝される．この代謝物はオキシブチニン本体と同様の薬理作用を有し，これが臨床効果や副作用に関係していると考えられている．過活動膀胱に対する効果は，60～70％で，プラセボを用いた無作為二重盲検試験での有効性も報告されている．抗ムスカリン作用としては，M_3 受容体親和性が M_2 受容体の 8 倍ある．M_1，M_3 受容体に高い選択性を有する．副作用の多くは抗ムスカリン作用であるが，血液脳関門を通過し[15]，中枢神経系の副作用の可能性もあるので[17]，特に PD や高齢者への投与には低用量から開始するなどの注意が必要である．血漿半減期は 3 時間以下で，作用時間は短い．通常は 1 日 6～9 mg を 2～3 回分割経口投与する．副作用軽減のために，下記の皮膚貼付剤，欧米ではさらに徐放剤，膀胱内注入，ゲルなどが使用されている．

表1 パーキンソン病における下部尿路機能障害の主な治療薬

薬物一般名	用法・用量
抗コリン薬（抗パーキンソン病薬は除く）	
神経因性膀胱に適応のあるもの	
オキシブチニン	1回2〜3 mgを1日3回経口服用
プロピベリン	20 mgを1日1回経口服用する．20 mgを1日2回まで増量可
過活動膀胱のみに適応のあるもの	
トルテロジン	4 mgを1日1回経口服用
ソリフェナシン	5 mgを1日1回経口服用．1日10 mgまで増量可
イミダフェナシン	1回0.1 mgを1日2回，朝食後および夕食後に経口服用する． 1回0.2 mg，1日2回まで増量可
フェソテロジン	4 mgを1日1回経口服用．1日8 mgまで増量可
オキシブチニン貼付剤	1日1回，1枚（オキシブチニン塩酸塩として73.5 mg）を下腹部，腰部または大腿部のいずれかに貼付し，24時間毎に貼り替える．
β_3アドレナリン受容体作動薬	
ミラベグロン	50 mgを1日1回食後に経口服用
過活動膀胱，神経因性膀胱の適応のないもの	
三環系抗うつ薬	遺尿症または夜尿症の適応のみ
イミプラミン，アミトリプチリン，クロミプラミン	1回10〜25 mgを1日1〜3回経口服用する．
フラボキサート	1回200 mgを1日3回経口服用
αアドレナリン受容体拮抗薬	
ウラピジル（神経因性膀胱に対し唯一の適応）	1回15〜30 mgを1日2回，朝食後および夕食後に経口服用する．

2）オキシブチニン皮膚貼付剤

欧米の貼付剤は本邦発売のものとは剤形や使用方法が異なっているため単純な比較はできないが，経口剤に比べて，OAB症状を同じように改善し，口内乾燥症の副作用は有意に低い結果が報告されている[18]．また，トルテロジン徐放剤との比較試験では，OAB症状の改善は2剤間で差はみられなかったが，口内乾燥症は貼付剤で有意に低い発生頻度であった．しかし，貼付剤では貼付部位の皮膚反応が比較的高率に認められていた[19]．本邦においては1日1回張り替える貼付剤として開発され（ネオキシテープ®），OAB（1,530例）を対象として本剤（573例），プロピベリン20 mg（576例），プラセボ（381例）を比較した第Ⅲ相試験では，1日排尿回数の変化量は，本剤はプラセボに比して有意に大きく，口内乾燥や便秘の副作用は本剤に比べてプロピベリン群で高かった．本剤の貼付部位には軽度の皮膚炎が31.8%にみられたが，その発現率はプロピベリン群（5.9%），プラセボ群（5.2%）に比べて高かった．この臨床試験の結果，2013年本邦で承認されたが，適応はOABのみである．

3）プロピベリン

　　抗コリン作用とカルシウム拮抗作用による直接平滑筋弛緩作用を合わせ持つ．適応には神経因性膀胱の他にOABがある．通常1回10～20 mg（40 mgまで増量可）を1日1回経口投与する．神経因性膀胱では，NDOを有する脊髄損傷患者113名を対象とした多施設試験20では本剤（15 mg 1日2回）は膀胱機能検査で最大膀胱容量を平均104 mL増加させ，プラセボに比較して膀胱コンプライアンスを有意に増加させている．一方，残尿量は本剤群で50 mLから87 mLへと有意の増加が観察されている．本剤を服用していた患者の63％では主観的改善が認められ，これはプラセボの23％に比較して有意に高かった．副作用としては口内乾燥症が37％（プラセボ8％），眼の調節障害が28％（プラセボ2％）に認められた[20]．PDを対象とした臨床試験は行われていない．

4）トルテロジン

　　非選択的ムスカリン受容体拮抗薬であるが，膀胱への臓器選択性が高いことが示されている．トルテロジンは，膀胱への臓器選択性が高く，口内乾燥などの副作用がオキシブチニンよりも少ないと報告されている[21]．また，比較的脂溶性が低く，これは中枢への移行が少ないため，中枢神経への影響が少ないことが報告されている．

　　Watanabeらは，PDを含む神経因性膀胱患者46名（男性25例，女性21例）に対してトルテロジン4 mgを1日1回，12週間投与した結果，尿流動態検査における最大膀胱容量の増加（p＜0.0001），および50 mL以上の膀胱容量の増加が47％みられた．NDOでは，初発尿意が有意に増加し，排尿筋過活動最大収縮圧が有意に減少した（それぞれp＝0.051，p＝0.0009）．さらにOABSS，ICIQ-SF，KHQ，排尿日誌による改善を報告した[22]．しかしながら本剤の適応はOABのみである．

5）ソリフェナシン

　　半減期が50時間と長時間作用型で，M_3受容体に選択性の高いムスカリン拮抗薬である．動物では膀胱への臓器選択性が認められている．投与後5時間で最大血漿中濃度に到達し，半減期が約50時間と長く，このきわめて緩徐な薬物動態を示すことが，有効性の持続と副作用の軽減に関係していると考えられる．本剤は，1日1回5 mgで投与を開始し，症状や効果に応じて10 mgまで増量可能な薬剤である[23]．軽度認知機能障害を有する高齢者を対象としたSENIOR試験において，本剤の認知機能への影響の少なさが確認されている[24]．PDを含め，神経因性膀胱に対しての有効性を検討した報告は少ないため[25]，本剤の適応はOABのみである．

6）イミダフェナシン

　　M_3およびM_1受容体に比較的膀胱選択性の高い抗ムスカリン薬であり，半減期が2.9時間と短い．カルシウム拮抗作用は有していない[26,27]．また，ラットやアカゲザルにおいて，PET（positoron emission tomography）を用いた実験で，経静脈的に投与されたイミダフェナシンが脳のムスカリン受容体への有意な結合がなく，本剤の中枢神経系への影響が少ない可能性が示唆されている[28,29]．通常1日0.2 mg（分2）で使用され，効果不十分な場合は1回2錠を1日2回まで増量でき，患者の症状にあわせた投薬ができる．PDを含め，神経因性膀胱に対しての有効性を検討した報告はないため，本剤の適応は

OAB のみである.

7）フェソテロジン

本剤の活性代謝物は 5-ヒドロキシメチルトルテロジン（5-HMT）であり，これはトルテロジンのそれと同じであるが，トルテロジンは肝臓のサイトクローム P450（CYP）2D6 で 5-HMT に代謝されるので，患者の代謝能の影響を受けやすいのに比して，本剤は非特異的に存在するエステラーゼにより代謝されるために，効果が用量依存的に発現しやすいという特徴を有している[30-32]．そのため，MR サブタイプへの選択性はみられない，膀胱選択性が高い，中枢神経への影響が少ないなど，トルテロジンの薬剤プロファイルを引き継ぎつつも，通常用量である 4 mg から 8 mg への増量が可能で，用量調節が容易となる．トルテロジンとの大規模な比較試験では，本剤 8 mg はトルテロジン徐放剤 4 mg に比較して切迫性尿失禁回数平均 1 回排尿量を有意に改善したことが報告された[28]．日本人を含むアジア人において，本剤がプラセボに比べて有意に有効であったことが報告された[33]．本剤は 2013 年本邦で承認されたが，PD を含め，神経因性膀胱に対しての有効性を検討した報告はないため，本剤の適応は OAB のみである.

3 　β_3 アドレナリン受容体（AR）作動薬：ミラベグロン

排尿筋は蓄尿時に交感神経刺激により β_3AR を介して弛緩し，排尿時には副交感神経刺激によりムスカリン受容体を介して収縮している．現在 β 受容体は，β_{1-3} までのサブタイプの存在が確認されている．膀胱体部には β_3 受容体サブタイプが優位に存在しており，排尿筋の弛緩においても β_3 受容体が主に関係していると報告されている[34-38]．また β_3AR 刺激薬は膀胱知覚線維の活動を抑制することも報告されている．本邦の第Ⅲ相試験では，OAB 患者 1,139 例を対象にプラセボ，ミラベグロン 50 mg，トルテロジン 4 mg の比較検討をしており，主要評価項目である排尿回数の変化量において，プラセボに対する有意な改善効果が示された（プラセボ −0.86，ミラベグロン −1.67，トルテロジン −1.40）[39]．また，尿意切迫感回数，切迫性尿失禁回数においても有意な改善が認められている．2011 年にミラベグロンが OAB 治療薬として発売された．脊髄損傷に伴う NDO（15 例）に対し，ミラベグロンを投与し，排尿回数，尿失禁回数の有意な減少と膀胱容量，膀胱コンプライアンスの増加が報告された[40]．しかしながら，PD に基づく NDO に対する有効性，安全性については報告されていない．またミラベグロンは，抗コリン薬でみられる口内乾燥，便秘，尿閉などの副作用は少ないとされるが，心拍数の増加に関する注意は必要であり，男性や生殖期年齢の女性には安全性のエビデンスは確立されていないとされている．

4 　その他の薬剤

1）フラボキサート

カルシウム拮抗作用，ホスホジエステラーゼ抑制作用，局所麻酔作用を有する．抗コリン作用は低いので，臨床的にはプラセボを用いた排尿筋過活動に対する無作為二重盲検試験での有効性は認められていない．

2）セロトニン系薬物

パロキセチン，ミルナシプラン[41]，デュロキセチン[42]などのセロトニン系薬物は，5-HT 受容体が排尿調整系に関わるため，膀胱抑制的/尿道括約筋促進的に働くことが報告されている[43]．しかし，OAB に対する保険適応がなく，眠気などの副作用が報告されている．

中枢性抗コリン薬（トリヘキシフェニディルなど）の下部尿路機能に対する影響

抗コリン薬は，膀胱レベルでは M_3 受容体に競合的に拮抗することにより膀胱収縮を抑制する．一方，中枢におけるアセチルコリンは，動物実験レベルでは，ニコチン受容体を介して膀胱に抑制的に[a]，M_1/M_3 受容体サブタイプを介して膀胱促進的に，M_2/M_4 を介して膀胱抑制的に作用する[b]と報告されている．パーキンソン病治療薬として使用される，トリヘキシフェニディルなどの中枢性抗コリン薬は，MR サブタイプ非選択性と考えられるので，膀胱レベルでは膀胱収縮に対して抑制的に，中枢レベルでは膀胱収縮に対して促進あるいは抑制的に作用する可能性があるが，臨床的な報告はない．

文献

a) Masuda H, Hayashi Y, Chancellor MB, et al. Roles of peripheral and central nicotinic receptors in the micturition reflex in rats. J Urol. 2006 Jul; 176: 374-9.

b) Kono M, Nakamura Y, Ishiura Y, et al. Central muscarinic receptor subtypes regulating voiding in rats. J Urol. 2006; 175: 353-7.

●文献

1) Uchiyama T, Sakakibara R, Hattori T, et al. Short-term effect of a single levodopa dose on micturition disturbance in Parkinson's disease patients with the wearing-off phenomenon. Mov Disord. 2003; 18: 573-8.
2) Brusa L, Petta F, Pisani A, et al. Central acute D2 stimulation worsens bladder function in patients with mild Parkinson's disease. J Urol. 2006; 175: 202-6; discussion 206-7.
3) Brusa L, Petta F, Pisani A, et al. Acute vs chronic effects of l-dopa on bladder function in patients with mild Parkinson disease. Neurology. 2007; 68: 1455-9.
4) 内山智之, 山口千晴, 山本達也, 他.【パーキンソン病の排泄障害】パーキンソン病の排尿障害 排尿機能検査（圧尿流測定を含めて）. 排尿障害プラクティス. 2013; 21: 15-22.
5) 榊原隆次, 内山智之, 服部孝道, 他. Parkinson 病の排尿障害に対する levodopa の効果. 第9回カテコールアミンと神経疾患研究会, 東京, 2001.
6) Winge K, Werdelin LM, Nielsen KK, et al. Effects of dopaminergic treatment on bladder function in Parkinson's disease. Neurourol Urodyn. 2004; 23: 689-96.
7) Sakakibara R, Tateno F, Kishi M, et al. Pathophysiology of bladder dysfunction in Parkinson's disease. Neurobiol Dis. 2012; 46: 565-71.
8) Uchiyama T, Sakakibara R, Yoshiyama M, et al. Biphasic effect of apomorphine, an anti-parkinsonian drug, on bladder function in rats. Neuroscience. 2009; 162: 1333-8.
9) Yamamoto M. Pergolide improves neurogenic bladder in patients with Parkinson's disease.

Mov Disord. 1997; 12: 328.
10) Kuno S, Mizuta E, Yamasaki S, et al. Effects of pergolide on nocturia in Parkinson's disease: three female cases selected from over 400 patients. Parkinsonism Relat Disord. 2004; 10: 181-7.
11) Yoshimura N, Kuno S, Chancellor MB, et al. Dopaminergic mechanisms underlying bladder hyperactivity in rats with a unilateral 6-hydroxydopamine (6-OHDA) lesion of the nigrostriatal pathway. Br J Pharmacol. 2003; 139: 1425-32.
12) Sakakibara R, Tateno F, Nagao T, et al. Bladder function of patients with Parkinson's disease. Int J Urol. 2014 Feb 27. doi: 10.1111/iju.12421.
13) 安田耕作，井川靖彦，山西友典，他．排尿障害の薬物治療．東京：三輪書店; 2000.
14) Sakakibara R, Uchiyama T, Yamanishi T, et al. Dementia and lower urinary dysfunction: with a reference to anticholinergic use in elderly population. Int J Urol. 2008; 15: 778-88.
15) Todorova A, Vonderheid-Guth B, Dimpfel W. Effects of tolterodine, trospium chloride, and oxybutynin on the central nervous system. J Clin Pharmacol. 2001; 41: 636-44.
16) Popescu BO, Toescu EC, Popescu LM, et al. Blood-brain barrier alterations in ageing and dementia. J Neurol Sci. 2009; 283: 99-106.
17) Katz IR, Sands LP, Bilker W, et al. Identification of medications that cause cognitive impairment in older people: the case of oxybutynin chloride. J Am Geriatr Soc. 1998; 46: 8-13.
18) Dmochowski RR, Davila GW, Zinner NR, et al. Efficacy and safety of transdermal oxybutynin in patients with urge and mixed urinary incontinence. J Urol. 2002; 168: 580-6.
19) Dmochowski RR, Sand PK, Zinner NR, et al. Comparative efficacy and safety of transdermal oxybutynin and oral tolterodine versus placebo in previously treated patients with urge and mixed urinary incontinence. Urology. 2003; 62: 237-42.
20) Stohrer M, Madersbacher H, Richter R, et al. Efficacy and safety of propiverine in SCI-patients suffering from detrusor hyperreflexia—a double-blind, placebo-controlled clinical trial. Spinal Cord. 1999; 37: 196-200.
21) Abrahams P, Freeman R, Anderstrom C, et al. Tolterodine, a new antimusucarinic overactive bladder. Br J Urol. 1998; 81: 801-10.
22) Watanabe M, Yamanishi T, Honda M, et al. Efficacy of tolterodine ER for the treatment of neurogenic detrusor overactivity and/or low compliance bladder. Int J Urol. 2010; 17: 931-6.
23) Yamaguchi O, Marui E, Kakizaki H, et al; Japanese Solifenacin Study Group. Randomized, double-blind, placebo- and propiverine-controlled trial of the once-daily antimuscarinic agent solifenacin in Japanese patients with overactive bladder. BJU Int. 2007; 100: 579-87.
24) Wagg A, Dale M, Tretter R, et al. Randomised, multicentre, placebo-controlled, double blind crossover study investigating the effect of solifenacin and oxybutynin in elderly people with mild cognitive impairment: the SENIOR study. Eur Urol. 2013; 64: 74-81.
25) Zesiewics TA, et al. Randomized, controlled pilot trial of solifenacin succinate for overactive bladder in Parkinson's disease. Parkinsonism Relat Disord. 2015; 21: 514-20.
26) Homma Y, Yamaguchi T, Yamaguchi O. A randomized, double-blind, placebo-controlled phase II dose finding study of the novel anti-muscarinic agent imidafenacin in Japanese patients with overactive bladder. Int J Urol. 2008; 15: 809-15.
27) Homma Y, Yamaguchi O. A randomized, double-blind, placebo- and propiverine-controlled trial of the novel antimuscarinic agent imidafenacin in Japanese patients with overactive bladder. Int J Urol. 2009; 16: 499-506.
28) Yoshida A, Maruyama S, Fukumoto D, et al. Noninvasive evaluation of brain muscarinic receptor occupancy of oxybutynin, darifenasin and imidafenacin in rats by positoron emission tomography. Life Sci. 2010; 87: 175-80.
29) Yamamoto S, Maruyama S, Ito Y, et al. Effect of oxybutynin and imidafenacin on central muscarinic receptor occupancy and cognitive function: A monkey PET study with [(11) C

(]+) 3-MPB. Neuroimage. 2011; 58: 1-9.
30) Chapple C, Van Kerrebroeck P, Tubaro A, et al. Clinical efficacy, safety, and tolerability of once-daily fesoterodine in subjects with overactive bladder. Eur Urol. 2007; 52: 1204-12.
31) Chapple CR, Van Kerrebrocchk PE, Juncmann KP, ct al. Comparison of fesoterodine and tolterodine in patients with overactive bladder. BJU Int. 2008; 102: 1128-32.
32) Nitti V, Domochowski R, Sand P, et al. Efficacy and tolerability of fesoterodine in subject with overactive bladder. J Urol. 2007; 178: 2488-94.
33) Yamaguchi O, Nishizawa O, Takeda M, et al. Efficacy, safety and tolerability of fesoterodine in Asian patients with overactive bladder. LUTS. 2011; 3: 43-50.
34) Yamanishi T, Chapple CR, Yasuda K, et al. The role of β3-adrenoceptors in mediating relaxation of porcine detrusor muscle. Br J Pharmacol. 2002; 135: 129-34.
35) Nomiya M, Yamaguchi O. A quantitative analysis of mRNA expression of alpha 1 and beta-adrenoceptor subtypes and their functional roles in human normal and obstructed bladders. J Urol. 2003; 170: 649.
36) Igawa Y, Yamazaki Y, Takeda H, et al. Functional and molecular biological evidence for a possible beta3-adrenoceptor in the human detrusor muscle. Br J Pharmacol. 1999; 126: 819.
37) Takeda M, Obara K, Mizusawa T, et al. Evidence for beta3-adrenoceptor subtypes in relaxation of the human urinary bladder detrusor: analysis by molecular biological and pharmacological methods. J Pharmacol Exp Ther. 1999; 288: 1367.
38) Nitti VW, Khullar V, Kerrebroeck P, et al. Mirabegron for the treatment of overactive bladder: a prespecified pooled efficacy analysis and pooled safety analysis of three randomised, double-blind, placebo-controlled, phase III studies. Int J Clin Pract. 2013; 67: 619-32.
39) Wöllner J, Pannek J. Initial experience with the treatment of neurogenic detrusor overactivity with a new β-3 agonist (mirabegron) in patients with spinal cord injury. Spinal Cord. 2016; 54: 78-82.
40) Yamaguchi O, Marui E, Kakizaki H, et al. Phase III, randomised, double-blind, placebo-controlled study of the β3-adrenoceptor agonist mirabegron, 50 mg once daily, in Japanese patients with overactive bladder. BJU Int. 2014; 113: 951-60. (I)
41) Sakakibara R, Ito T, Uchiyama T, et al. Effects of milnacipran and paroxetine on overactive bladder due to neurologic diseases: a urodynamic assessment. Urol Int. 2008; 81: 335-9.
42) Di Rezze S, Frasca V, Inghilleri M, et al. Duloxetine for the treatment of overactive bladder syndrome in multiple sclerosis: a pilot study. Clin Neuropharmacol. 2012; 35: 231-4.
43) Reese J, Xiao Z, Schwen Z, et al. Effects of duloxetine and WAY100635 on pudendal inhibition of bladder overactivity in cats. J Pharmacol Exp Ther. 2014; 349: 402-7.

I. パーキンソン病における下部尿路機能障害に対する その他の治療

■ 要約 ■

　パーキンソン病（Parkinson's disease: PD）患者の前立腺疾患に対する外科的治療については非常に限られた報告しかないが，術後尿失禁が非PD患者に比べて著明に増加するという根拠は乏しく外科的治療は禁忌ではないと考えられる．重要な点は，外科的治療に際してPDと多系統萎縮症（multiple system atrophy: MSA）などの進行性かつ排尿機能障害を合併する神経疾患を鑑別しておくことである．

　A型ボツリヌス毒素膀胱壁内注入療法は，難治性排尿筋過活動による尿失禁を伴うPD患者の難治性過活動膀胱に対する治療として効果と安全性の観点から期待がもてる治療といえる．しかし，難治性過活動膀胱に対する経皮的脛骨神経電気刺激療法と同様，本邦で保険適用はない．

　視床下核深部脳刺激療法や反復経頭蓋磁気刺激療法の下部尿路機能障害に対する効果に関する報告は現時点では限定的であり，今後のさらなる検討が待たれる．

● はじめに　　本章では，パーキンソン病（Parkinson's disease: PD）の下部尿路機能障害（lower urinary tract dysfunction: LUTD）に対する治療の中で，生活指導，膀胱訓練，内服薬物治療を除いた治療について述べる．

1　パーキンソン病に合併した前立腺疾患に対する外科的治療

　PDに合併した前立腺肥大症（benign prostate hyperplasia: BPH）の外科的治療後には尿失禁の頻度が多いとされ，実施の是非は慎重に検討すべきであるとされる．これはStaskinら[1]が1988年に発表した論文が根拠になっている．BPH合併PD 36症例に対し経尿道的前立腺切除術（transurethral resection of the prostate gland: TURP, 図1）を施行したところ，術後経過観察期間の中央値9.2カ月（1～28カ月）時点で，尿失禁の率は術前17％から術後28％へと増加し，術後新規尿失禁発生率も20％と高率であった．排尿筋過活動は，術前92％で認められ，術後も高率に認められたことから尿失禁との関連は明らかでなかった．一方，括約筋の随意的制御は尿失禁に強く関連していた．術前に括約筋制御が正常であった26例中25例では術後尿禁制（尿失禁を認めないこと）であったが，制御異常を認めた10例では1例のみが術後尿禁制であった．術前尿禁制であった症例に限ると，術前に括約筋制御が正常であった24例中1例（4.2％）で術後尿失禁が生じたが，制御異常を認めた6例では5例（83％）で術後尿失禁が発生した．なお，この研究では尿流動態検査（urodynamic study: UDS）の媒体としては二酸化炭素が，括約筋筋電図は同心針電極で測定されている．随意的な括約筋制御に異常を認める症例ではTURP後に尿失禁が発生するリスクが高いことが判明したが，その明確な機序については言及されていない．この論文の尿失禁率の数字のみが一人歩きし，いつしかPDに合併したBPHに対してTURPは行わないほうが無難であるという風潮が形成されていっ

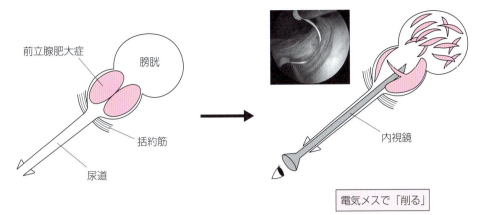

図1 経尿道的前立腺切除術（TURP）

　TURPは切除鏡を経尿道的に挿入し，切除鏡先端についているループ型の電気メスで肥大腺腫を切除する（削る）治療である．肥大腺腫と前立腺辺縁領域の境界部まで切除する．切除片は終了時に全て回収する．

たようである．

　Chandiramaniら[2]は，PDと多系統萎縮症（multiple system atrophy: MSA）に対するTURPの成績を報告している．TURPを施行されたPD 5症例中3例で良好な結果が得られた．残る2例中1例は尿流率の改善は得られたが術後尿意切迫感が残存した．尿意切迫感に対しては膀胱内オキシブチニン注入療法を追加したところ著明な改善が認められた．もう1例はTURP後750 mLの多量の残尿が持続した症例で，UDS上，原因不明の排尿筋無収縮が認められた．一方，TURPを施行されたMSA 11症例中9例で術後に尿失禁が悪化，残り2例は一時的な改善が認められたものの1年以内に尿失禁が生じた．つまりTURPを施行されたMSA症例で尿禁制が得られた症例はなかった．

　Routhら[3]は，MSAを除いたBPH合併PD 23症例に対する検討結果を報告している．TURP前に切迫性尿失禁を認めたのは10例であった．術後5例で尿失禁は消失，3例で改善，新規尿失禁の発生は認められなかった．中央値3年の経過観察期間でのTURPによる改善率は70％と比較的良好であった．Routhらは，Staskinらの報告で術後新規尿失禁が発生した症例は原疾患がPDでなくMSAであった可能性があると考察している．このため彼らは，純粋なPD症例に合併したBPHによる膀胱出口部閉塞に対してTURPは禁忌ではなく，また，術前には括約筋筋電図を含むUDSを用いてMSAを鑑別することの重要性を強調している．

　前立腺癌合併PD 20症例に対する根治的前立腺摘除術（retropubic radical prostatectomy: RRP）後1年目での尿失禁に関する検討もある[4]．新規尿失禁は24％に認められたがパッド1〜2枚以上を要した症例はなかった．なお，RRP後尿失禁発生の高リスクと考えられる放射線治療後の救済RRP 1例とTURP後のRRP 1例を除くと新規尿失禁発生率は13％であった．術前尿失禁は3例に認められ，この3例は術後も失禁が持続したが術前と比べてその程度には悪化を認めなかった．

　PD症例の前立腺疾患に対する外科的治療については非常に限られた報告しかない

が，術後尿失禁が非PD症例に比べて著明に増加するという根拠は乏しく外科的治療は禁忌ではないと考えられる．重要な点は，外科的治療に際して，MSAなどの進行性かつ排尿機能障害を合併する神経疾患とPDを鑑別しておくことである．

2　経尿道的A型ボツリヌス毒素膀胱壁内注入療法

　尿失禁を伴う難治性神経因性・非神経因性過活動膀胱（overactive bladder: OAB）に対する経尿道的A型ボツリヌス毒素（BTX）膀胱壁内注入療法（図2）は有効性が高いことが示されている[5]．ただし難治性神経因性OABに対する報告は主として脊髄損傷あるいは多発性硬化症を中心に検討されたものであり，PDによる難治性神経因性OABに対するBTX療法の報告は全体の症例数が50症例程度とまだ少数である．

　Giannantoniら[6]は，神経因性排尿筋過活動（neurogenic detrusor overactivity: NDO）を有するPD 4症例，MSA 2症例に対してBTX 200単位を注入した結果，日中・夜間の排尿回数・生活の質（QOL）・UDSのパラメーターは全て改善，5カ月の経過観察中，尿意切迫感と切迫性尿失禁は全例で消失したと報告している．残尿は全例で増加したが間欠導尿（clean intermittent catheterization: CIC）が必要であったのはMSAの2例のみであった．このパイロット研究が良好な結果であったため，彼らはさらに8例のNDOを有するPD症例でBTX 100単位注入の効果を検討している[7]．最初の報告と同様に日中・夜間排尿回数と切迫性尿失禁回数は減少しQOLは改善，最大膀胱容量も増加し，

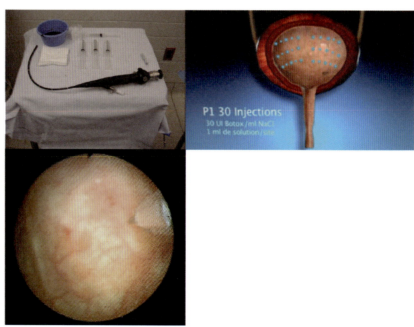

図2　経尿道的A型ボツリヌス毒素膀胱壁内注入療法（Int J Clin Pract. 2014; 68: 731-42., Can J Urol. 2013; 20: 6649-55. より）
経尿道的に挿入された膀胱鏡内に内視鏡用注射針を通し，膀胱壁内30カ所前後にボツリヌス毒素を注入する．

NDO は 3 例で消失した．これらの効果は少なくとも 6 カ月持続した．全身的な副作用は認められなかったが，2 例で残尿が 300 mL に達し 1〜3 カ月間の CIC が必要であった．

Kulaksizoglu ら[8]は，16 例の NDO を有する PD 症例で BTX 500 単位注入の効果を検討している．3 カ月時点で機能的膀胱容量は 199 mL から 319 mL まで増加し患者および介護者の QOL に改善が認められた．9 カ月時点では 6 例で尿意切迫感はあるものの尿禁制維持，4 例で 2〜3 日に 1 回の尿失禁，6 例で 1 日 1 回以上の尿失禁を認めた．CIC を要した症例はなかった．

Anderson ら[9]は，軟性膀胱鏡を用いた外来治療としての BTX 100 単位注入の報告をしている．対象は 20 例の NDO を有する PD 症例で，3 カ月時点で中等度から著明な症状改善が認められ，50% 以上の尿失禁回数の減少が 6 カ月程度持続した．CIC を要した症例はなかったが 310 mL の多量の残尿を 1 例（男性）に認めた．

NDO を有し尿失禁を伴う PD 症例の難治性 OAB に対して，BTX 注入療法は効果と安全性の観点から期待がもてる治療といえる．残念ながら本邦では PD 症例への BTX 排尿筋内注入療法の適応承認はされていない．

3 経皮的後脛骨神経電気刺激療法などの神経刺激療法（図3）

抗コリン薬不応性の特発性 OAB に対する経皮的後脛骨神経電気刺激療法（PTNS）が有効であることは広く認識されている[10]．PD 症例に対しては PTNS 中の急性期 UDS 所見の報告がなされている[11]．32 例の NDO を有する PD 症例に対して PTNS を実施したところ，NDO 出現時膀胱容量は 145 mL から 245 mL に，最大膀胱容量は 205 から 301 mL に増加し，NDO 圧にも有意な低下が認められた．NDO 出現時の膀胱容量と最大膀胱容量が 50% 以上増加したのはそれぞれ 20 例と 15 例，100 mL 以上増加したのはそれぞれ 17 例と 18 例であった．全体として 71% の症例で UDS 上の効果が認められた．

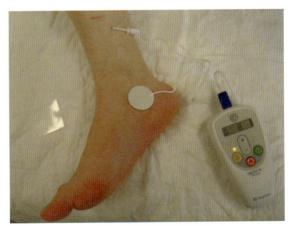

図3 経皮的後脛骨神経電気刺激療法（BMC Urology. 2013; 13: 61 doi: 10.1186/1471-2490-13-61. より）
刺激装置と刺激電極

興味深いことに pseudodyssynergia が 71% の症例で消失した．無作為臨床試験は 1 報のみであるが，これは刺激群 8 例，シャム群 5 例，5 週間の臨床試験であり，多数例あるいは長期のものではない[12]．この報告によれば，刺激群はシャム群に比べて，OAB 症状と UDS 上の膀胱容量が有意に改善した．その他に，6 例の PD あるいは MSA 女性患者に対する前向き臨床研究でも，OAB 症状の改善効果が示されている[13]．なお，残念ながら本邦では OAB に対する PTNS は承認されていない．

仙髄神経電気刺激療法については，種々の神経疾患に対する後ろ向き研究（n＝33）に PD が 6 例含まれており，試験刺激で有効と判断された 4 例が装置の植え込みを施行された．しかし，この 4 例での植え込み後の効果については言及されていない[14]．陰部神経，陰茎あるいは陰核背神経の電気刺激，磁気刺激についての PD での報告は，現時点ではなされていない．

4　脳深部刺激療法の下部尿路機能障害への効果

PD 症例の運動機能改善を目的とした脳深部刺激療法（subthalamic nucleus deep brain stimulation: STN-DBS，図 4）の有用性は広く知られている．一方，自律神経症状を含む非運動症状（non-motor symptoms: NMS）に対する効果を検討した報告は必ずしも多くなく，PD による神経因性膀胱（NB）に対する報告はきわめて限定的である．

PD による NB に対する STN-DBS の効果は，橋排尿中枢に対する上位中枢からの制御の正常化[15]，PET を用いた検討では前帯状回への膀胱充満情報の入力の適正化[16]，posterior thalamus から島皮質への情報伝達の正常化[17] などが寄与するとされる．

Finazzi-Agro ら[15]は，STN-DBS の UDS 上の効果を 2003 年に報告している．対象は 5 例の PD 症例で，UDS は刺激中と刺激オフ後 30 分で施行された．最大膀胱容量と NDO 出現時の膀胱容量は，刺激中と刺激オフ時にそれぞれ 320 mL vs. 130 mL，250 mL vs. 110 mL と刺激中に有意な改善を認めた．NDO 圧，最大尿流率（Qmax），最大尿流時排尿筋圧（PdetQmax），sphincter bradykinesia（delayed or incomplete pelvic floor relaxation; 排尿時の括約筋弛緩の遅れ）などには変化が認められなかった．なお，3 例では数週後に自覚症状の改善が認められたとされる．

Steif ら[18]は，16 例の PD 症例（5 例で NDO あり）において刺激中と刺激オフ時の UDS 所見を比較検討している．初発尿意時膀胱容量，最大膀胱容量は刺激中と刺激オフ時に 199 mL vs. 135 mL，302 mL vs. 174 mL であった．刺激中には膀胱コンプライアンスの正常化も認められた．

Winge ら[19]は，16 例の PD 症例（3 例で NDO あり）において UDS のみでなく IPSS と DanPSS を用いた検討を行っている．IPSS 上は OAB 症状が，DanPSS 上は OAB による困窮度の高い症状が有意に改善したが，UDS パラメーターには治療前後で有意な変化が認められなかった．STN-DBS は排尿症状には影響を及ぼさなかった．

本邦でも清水ら[20]が 6 例の PD 症例で IPSS と UDS を用いた検討を報告している．IPSS は 11.2 から 7 へ低下，NDO 出現時膀胱容量が 91 mL から 173 mL に，最大膀胱容量が 104 mL から 177 mL に増大，Qmax，残尿量，PdetQmax には大きな変化を認めな

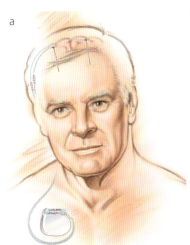
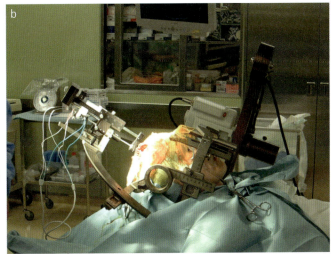

図4 脳深部刺激療法（IJU doi: 10.1111/iju.12421. より）（東邦大学医療センター脳神経外科 長尾建樹先生より）
a: 埋め込み型パルスジェネレーターとリードのシェーマ，b: 標的へのリード挿入時の様子．

かった．

　Curr ら[21]は 41 例の PD 症例において Non-Motor Symptom Scale（NMSS）を二次評価項目とした検討を実施している．NSSS の urinary domain（尿意切迫感，頻尿，夜間頻尿の重症度と頻度を乗じてスコア化）は手術前と手術後 12 カ月目で 13.42 から 10.45 へ 22％の改善を認めたが統計学的には有意ではなかった（p＝0.063）．

　なお，詳細な病態生理学的機序は不明ながら DBS 埋め込み術後 2 日目で尿道カテーテルを抜去したところ尿閉を生じた 2 症例の報告がある[22]．STN-DBS によって運動機能の改善は得られていたが，UDS 上は膀胱充満知覚消失と排尿筋活動消失が認められた．2 症例とも膀胱瘻が造設され術後 3 カ月以内に自排尿が回復したとされる．

　NMS としての NB に焦点をあてた STN-DBS の報告は少なく対象症例も 100 例に満たない．しかし，STN-DBS は PD による NB のうち少なくとも神経因性 OAB に対して有効である可能性が示唆される．

5　反復経頭蓋磁気刺激療法の下部尿路機能障害への効果

　8 例と少数ながら PD 症例で IPSS と UDS を用いた反復経頭蓋磁気刺激療法（repetitive transcranial magnetic stimulation: rTMS，図 5）の効果に関する報告がある[23]．IPSS 上，蓄尿症状に有意な改善が認められたが排尿症状には変化が認められなかった．IPSS の効果は rTMS 終了後 2 週目まで持続していた．UDS 上は初発膀胱充満感時の膀胱容量と最大膀胱容量が増加した．正確な作用機序は不明ながら rTMS は低侵襲治療の候補になる可能性があると結論されている．

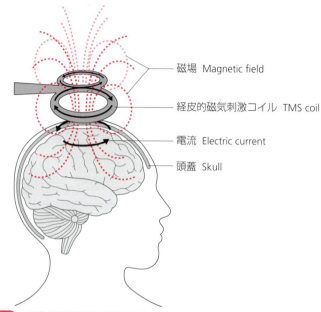

図5 反復経頭蓋磁気刺激療法（Nat Rev Neurosci. 2007; 8: 559-567. より）
8の字型コイルに電流を流すことにより磁場が形成され，それに伴って生じる誘導電流が大脳皮質の神経細胞を刺激する．

6 その他の治療

　UDS上，アポモルフィンの皮下投与が排尿効率を改善したとする報告が1988年に出されているが，その後，PDによるNBに焦点をあてた検討はなされていない[24]．ラットPDモデルを用いた動物実験レベルでの検討ながら今後の臨床応用を期待させる研究として，アデノシンA2A拮抗薬の静脈内あるいはくも膜下・脳室内投与[25]やヒト羊水性幹細胞・ヒトあるいは同種骨髄由来間葉系幹細胞の黒質緻密部への移植[26,27]が膀胱内圧測定上，有効性を示したとする報告などがある．ただし，ヒトPD症例を対象とした両側胎児黒質移植に関する二重盲検無作為比較試験では[28]，副作用としての尿失禁と頻尿がプラセボ（n＝11），one donor/side（n＝11），four donor/side（n＝12）それぞれで，0例 vs. 2例 vs. 2例，0例 vs. 1例 vs. 2例で認められたとされ，NBに対する効果については今後のさらなる検討が待たれる．

●文献

1) Staskin DS, Vardi Y, Siroky MB. Post-prostatectomy continence in the parkinsonian patient: the significance of poor voluntary sphincter control. J Urol. 1988; 140: 117-8.
2) Chandiramani VA, Palace J, Fowler CJ. How to recognize patients with parkinsonism who should not have urological surgery. Br J Urol. 1997; 80: 100-4.
3) Roth B, Studer UE, Fowler CJ, et al. Benign prostatic obstruction and Parkinson's disease—Should transurethral resection of the prostate be avoided? J Urol. 2009; 181: 2209-13.
4) Routh JC, Crimmins CR, Leibovich BC, et al. Impact of Parkinson's disease on continence after radical prostatectomy. Urology. 2006; 68: 575-7.
5) Mangera A, Apostolidis A, Andersson KE, et al. An updated systematic review and

statistical comparison of standardised mean outcomes for the use of botulinum toxin in the management of lower urinary tract disorders. Eur Urol. 2014; 65: 981-90.
6) Giannantoni A, Rossi A, Mearini E, et al. Botulinum toxin a for overactive bladder and detrusor muscle overactivity in patients with Parkinson's disease and multiple system atrophy. J Urol. 2009; 182: 1453-7.
7) Giannantoni A, Conte A, Proietti S, et al. Botulinum toxin type A in patients with Parkinson's disease and refractory overactive bladder. J Urol. 2011; 186: 960-4.
8) Kulaksizoglu H, Parman Y. Use of botulinum toxin-A for the treatment of overactive bladder symptoms in patients with Parkinson's disease. Parkinsonism Relat Disord. 2010; 16: 531-4.
9) Anderson RU, Orenberg EK, Glowe P. Onabotulinumtoxin A office treatment for neurogenic bladder incontinence in Parkinson's disease. Urology. 2014; 83: 22-7.
10) Burton C, Sajja A, Latthe PM. Effectiveness of percutaneous posterior tibial nerve stimulation for overactive bladder: a systematic review and meta-analysis. Neurourol Urodyn. 2012; 31: 1206-16.
11) Kabay SC, Kabay S, Yucel M, et al. Acute urodynamic effects of percutaneous posterior tibial nerve stimulation on neurogenic detrusor overactivity in patients with Parkinson's disease. Neurourol Urodyn. 2009; 28: 62-7.
12) Perissinotto MC, Lucio A, Campos RM, et al. Transcutaneous tibial nerve stimulation in the treatment of lower urinary tract symptoms and its impact on health-related quality of life in patients with Parkinson disease: a randomized controlled trial. J Wound Ostomy Continence Nurs. 2015; 42: 94-9.
13) Ohannessian A, Kaboré FA, Agostini A, et al. Transcutaneous tibial nerve stimulation in the overactive bladder syndrome in patients with Parkinson's syndromes. Prog Urol. 2013; 23: 936-9.
14) Wallace PA, Lane FL, Noblett KL. Sacral nerve neuromodulation in patients with underlying neurologic disease. Am J Obstet Gynecol. 2007; 197; 96. e1-96. e5.
15) Finazzi-Agro E, Peppe A, D'Amico A, et al. Effects of subthalamic nucleus stimulation on urodynamic findings in patients with Parkinson's disease. J Urol. 2003; 169: 1388-91.
16) Herzog J, Weiss PH, Assmus A, et al. Subthalamic stimulation modulates cortical control of urinary bladder in Parkinson's disease. Brain. 2006; 129: 3366-75.
17) Herzog J, Weiss PH, Assmus A, et al. Improved sensory gating of urinary bladder afferents in Parkinson's disease following subthalamic stimulation. Brain. 2008; 131: 132-45.
18) Seif C, Herzog J, van der Horst C, et al. Effect of subthalamic deep brain stimulation on the function of the urinary bladder. Ann Neurol. 2004; 55: 1118-20.
19) Winge K, Nielsen KK, Stimpel H, et al. Lower urinary tract symptoms and bladder control in advanced Parkinson's disease: effects of deep brain stimulation in the subthalamic nucleus. Mov Disord. 2007; 22: 220-5.
20) 清水信貴, 松本成史, 森 康範, 他. パーキンソン病に対する脳深部刺激（DBS: deep brain stimulation）前後の排尿状態の変化について. 泌尿紀要. 2007; 53: 609-12.
21) Cury RG, Galhardoni R, Fonoff ET, et al. Effects of deep brain stimulation on pain and other nonmotor symptoms in Parkinson disease. Neurology. 2014; 83: 1403-9.
22) Fritsche HM, Ganzer R, Schlaier J, et al. Acute urinary retention in two patients after subthalamic nucleus deep brain stimulation (STN-DBS) for the treatment of advanced Parkinson's disease. Mov Disord. 2009; 24: 1553-4.
23) Christmas TJ, Kempster PA, Chapple CR, et al. Role of subcutaneous apomorphine in parkinsonian voiding dysfunction. Lancet. 1988; 2: 1451-3.
24) Brusa L, Finazzi Agrò E, Petta F, et al. Effects of inhibitory rTMS on bladder function in Parkinson's disease patients. Mov Disord. 2009; 24: 445-8.
25) Kitta T, Chancellor MB, de Groat WC, et al. Suppression of bladder overactivity by adenosine A2A receptor antagonist in a rat model of Parkinson disease. J Urol. 2012; 187:

1890-7.
26) Soler R, Füllhase C, Hanson A, et al. Stem cell therapy ameliorates bladder dysfunction in an animal model of Parkinson disease. J Urol. 2012; 187: 1491-7.
27) Campeau L, Soler R, Sittadjody S, et al. Effects of Allogeneic bone marrow derived mesenchymal stromal cell therapy on voiding function in a rat model of Parkinson disease. J Urol. 2014; 191: 850-9.
28) Olanow CW, Goetz CG, Kordower JH, et al. A double-blind controlled trial of bilateral fetal nigral transplantation in Parkinson's disease. Ann Neurol. 2003; 54: 403-14.

索 引

■あ行

うつ	53
ウロダイナミクス	47, 88
エビデンスレベル	3
大人の寝言	53

■か行

過活動膀胱	31, 41, 95
過活動膀胱症状スコア	10
括約筋筋電図検査	49
括約筋針筋電図	xiv
下部尿路症状	vii, xi, 40, 88
下部尿路症状質問票	10
基底核	68
橋排尿中枢	68, 79
起立性低血圧	33, 65
キング健康質問票	13
クリニカル・クエスチョン	6
経尿道的前立腺切除術	35
血尿	viii
抗コリン薬	ix, 17, 27, 95
行動療法	92
口内乾燥	95
国際前立腺症状スコア	10
コンサルテーション	xii

■さ行

残尿	95
残尿測定	xiii, 21, 47
臭覚の低下	53
手術	35
主要下部尿路症状スコア	10
心筋 MIBG シンチグラフィー	64
深部脳刺激療法	79, 84, 104
推奨グレード	4
推奨度	4
睡眠障害	15
生活指導	92
生活の質	10, 13

■た行

選択的 β_3 受容体刺激薬	ix
前頭前野	68
前頭葉遂行機能	17
前立腺肥大症	21, 33

■た行

大脳基底核	68
多系統萎縮症	vii, 21
立ちくらみ	53
多尿	viii
中枢性抗コリン薬	25
中脳水道周囲灰白質	68, 79
超音波検査	22
ドネペジル	17
ドパミン	53
ドパミンアゴニスト	25

■な行

内圧尿流検査	48
尿意切迫感	40, 41
尿失禁	40, 41
尿道内圧測定	50
尿流測定	47
尿流動態検査	xiv, 23, 47
認知機能	17, 28
認知症	53
膿尿	viii

■は行

パーキンソン病	vii, xi
診断基準	53
パーキンソン病質問票-39	13
排尿筋過活動	xiv, 23
排尿筋低活動	xiv, 21
排尿困難	viii
排尿日誌	15
非運動症状	11, 62
ビデオウロダイナミクス	50
頻度・尿量記録	15
腹圧性尿失禁	ix, xiv, 37
便秘	53, 95

■ま行・や行

膀胱訓練	92
膀胱出口部閉塞	xiv
膀胱内圧測定	47
ボツリヌス毒素	31, 104

■ま行・や行

メマンチン	17
夜間	viii
夜間多尿	15
夜間頻尿	15
薬物療法	95

■ら行

理学療法	93
レビー小体	61
レビー小体型認知症	17, 53

■欧字

α_1 アドレナリン受容体遮断薬	33
α ブロッカー	viii
β_3 アドレナリン受容体作動薬	29, 100
CLSS	10, 46
DAT SPECT	63
DBS	79
DHIC	23, 51
DLB	17
Hoehn-Yahr	xi, 57
ICIQ-SF	10
IPSS	10, 45
KHQ	13
L-ドパ	25, 76
MMSE	17, 19
OABSS	10, 44
QOL	13
TOT	37
TURP	35
TVT	37

パーキンソン病における
下部尿路機能障害診療ガイドライン　　　　　ⓒ

発　行	2017 年 4 月 25 日　　初版 1 刷
編集者	日本排尿機能学会 パーキンソン病における下部尿路機能障害 診療ガイドライン作成委員会
発行者	株式会社　中外医学社 代表取締役　青　木　　　滋 〒 162-0805 東京都新宿区矢来町62 電　話　　　　（03）3268-2701（代） 振替口座　　　00190-1-98814 番

印刷・製本／三報社印刷（株）　　　　　　　　　　　　　　〈KS・YI〉
ISBN 978-4-498-06428-7　　　　　　　　　　　　　　Printed in Japan

JCOPY ＜(社)出版者著作権管理機構　委託出版物＞

本書の無断複写は著作権法上での例外を除き禁じられています．
複写される場合は，そのつど事前に，(社)出版者著作権管理機構
（電話 03-3513-6969，FAX 03-3513-6979，e-mail: info@jcopy.
or.jp）の許諾を得てください．